泌尿外科临床诊疗实践

吕　东　刘　聪　王金铸　侯二文　刘　畅　曹洪豪 ◎ 主编

U0397097

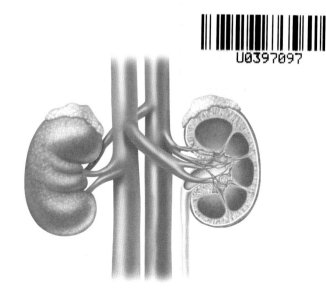

广西科学技术出版社
·南宁·

图书在版编目（CIP）数据

泌尿外科临床诊疗实践/吕东等主编.—南宁：
广西科学技术出版社，2024.6
ISBN 978-7-5551-2199-2

Ⅰ．①泌… Ⅱ．①吕… Ⅲ．①泌尿外科学—诊疗
Ⅳ．①R69

中国国家版本馆CIP数据核字（2024）第107037号

泌尿外科临床诊疗实践

吕　东　刘　聪　王金铸　侯二文　刘　畅　曹洪豪　主编

责任编辑：李宝娟　　　　　　　　责任印制：韦文印
助理编辑：李维英　　　　　　　　装帧设计：梁　良
责任校对：夏晓雯

出 版 人：梁　志
出版发行：广西科学技术出版社
社　　址：广西南宁市东葛路 66 号　　邮政编码：530023
网　　址：http：//www.gxkjs.com
印　　刷：广西民族印刷包装集团有限公司

开　　本：787 mm×1092 mm　　1/16
字　　数：202 千字　　　　　　　印　　张：10.5
版　　次：2024 年 6 月第 1 版
印　　次：2024 年 6 月第 1 次印刷
书　　号：ISBN 978-7-5551-2199-2
定　　价：98.00 元

编 委 会

前　言

　　泌尿外科学是外科学的重要分支，在医学领域中占据重要的位置。同时，社会的发展进步与人类疾病谱的改变，不仅促进医疗新技术和新药物的产生，还导致泌尿外科相关疾病发生率的明显上升。随着医学模式的转变和医学观念的更新，泌尿外科的许多诊疗方法、手术技巧等日新月异。紧跟学科前沿，不断改进救治方式，探索损伤少、恢复快、费用低的救治手段是对临床工作人员的要求。因此，为适应泌尿外科临床发展，解决临床工作人员在一线工作中遇到的困难和疑惑，编者编写了《泌尿外科临床诊疗实践》。

　　本书简要介绍泌尿外科基础理论和相关诊疗技术，详细阐述泌尿外科常见疾病诊疗，如泌尿系统损伤、泌尿系统畸形、泌尿系统梗阻、泌尿系统结石等疾病的病因、临床表现、诊断、鉴别诊断、治疗等。全书融医学知识和实践经验于一体，适应现代泌尿外科不断转变的诊疗要求，针对性强，实用性突出，知识全面、系统，有较大的临床参考价值，可供泌尿外科医生及其他医务人员参考。

　　编者水平和经验有限，书中如有疏漏或不足之处，恳请广大读者批评指正，以期再版时予以改进。

编　者

2024 年 5 月

目　录

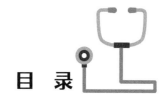

第一章 泌尿外科解剖基础及应用

第一节 泌尿系统周边结构的解剖及应用

一、胸廓及膈肌

（一）外科解剖

胸廓是由 12 块胸椎、12 对肋、1 块胸骨及其之间的连结共同构成。肋与肋之间为肋间隙，肋间隙内有肋间组织，肋间隙的外面覆以连结上肢的肌肉和背部固有肌肉，内衬有胸内筋膜，共同构成胸壁。由胸廓和膈围成的空腔称为胸腔。

最后 3 个胸椎跨越胸部和腰部之间。第 10 胸椎在椎体上仅有一个椎骨连结面，与肋骨下方不连结，在横突上它有（或无）结节面与第 10 肋相连。第 11 胸椎横突小，无连结面。第 12 胸椎椎体连结面低，横突较小。第 11～第 12 肋前端游离于腹壁肌层中，称浮肋。腰椎比胸椎椎体大，横突较薄而长，棘突宽短呈板状，水平伸向后方。

膈肌的胸腔面向上隆凸，形成左低右高的圆顶，肌纤维呈向心融合形成中心腱。这些肌纤维附着于剑突的后面，第 7～第 12 肋内面和腰椎部。在腰方肌上外方，肋部与腰部之间部分为三角形筋膜区，即腰肋三角。在中心腱后部约食管裂孔右前方有一个大的腔静脉孔，有下腔静脉通过。从侧面看，膈肌分别经过中弓状韧带附着于第 1 腰椎的横突，和经过侧弓状韧带附着于第 12 肋。膈肌在其附着处几乎与胸壁的内侧平行，而形成一个狭窄的隐窝，即肋膈窦，此处有胸膜覆盖膈肌。从腰部看，肋角朝向头端，膈肌附着于第 12 肋及在胸膜隐窝以下的胸膜线向尾侧倾斜。这意味着，沿着肋骨愈向后做切口，在胸膜以下的术野将显露得愈多。

在做胸腹联合切口时，有误伤膈神经的可能，因此保护膈神经非常重要。左膈神经在中心腱正前方穿过膈肌，右膈神经在腔静脉孔穿过中心腱。膈肌的功能是维持呼吸，同时也充当腹腔和胸腔的分隔者，以便维持两侧适当的压力。

1

（二）临床应用

泌尿外科手术入路与胸廓及膈肌解剖相关，常用的切口是胸腹联合切口、经第 11 肋间切口和第 12 肋切口。第 12 肋切口颇具代表性，下面只介绍第 12 肋切口。

第 12 肋切口适用于肾结石手术、单纯或部分肾切除手术、简单的肾上腺手术。患者取侧卧位。第 12 肋切口操作步骤如下。

（1）从竖脊肌边缘开始切开皮肤，沿 12 肋斜行切开至髂前上棘内侧。如体壁很厚摸不到肋骨，则切开皮下组织直至能摸清肋骨。切开腹外斜肌和背阔肌，显露第 12 肋，可用电刀直接切至肋骨中线，然后切开骨膜。

（2）从肋骨中线与肋骨扁平部连结处开始用骨膜起子的骨凿端从肋骨上剥除骨膜。先剥离肋骨骨膜的平坦面，然后剥离上下缘。

（3）将骨膜推子插入肋骨下，提起柄端，沿肋骨下面向后拉至肋角，然后向下、向前推至肋骨尖部。

（4）插入肋骨剪，尽量靠后方剪断肋骨。用咬骨钳将肋骨残端咬光滑。提起肋骨后端，剪断前端纤维附着，取出肋骨。

（5）在前端肋骨尖下方切开腹膜进入腹膜后间隙。插入一手指向上推开胸膜和向内侧推开腹膜，然后向两端剪开，即可显露肾筋膜。注意勿损伤肋下神经血管束。

二、腹前外侧壁

（一）外科解剖

腹前外侧壁的层次，由浅入深通常分为 6 层，即皮肤、浅筋膜、肌层、腹横筋膜、腹膜外组织和壁腹膜。但在不同部位腹壁的层次和结构不一致，因此，在不同部位做手术切口时，应熟悉其层次和结构变化。

腹前外侧壁的皮肤较薄且富有弹性，在脐白线和腹股沟处，二者连结紧密，移动性较小，其余部位与浅筋膜的连结较松弛，移动性较大。

浅筋膜在脐平面以下分为浅、深两层：浅层为脂肪层（又称 Camper 筋膜），向下与股前区的浅筋膜相连续；深层为膜性层（又称 Scarpa 筋膜），为富含弹性纤维的纤维膜，此层在中线处附着于白线，其两侧向下，在腹股沟韧带下方约一横指处与大腿阔筋膜相连，但在耻骨处并不相连，而向下与会阴浅筋膜（又称 Colles

筋膜）及阴囊肉膜相连续，致使腹壁浅筋膜深面与会阴浅隙相通。

肌层由中间的 2 条腹直肌和其外侧的 3 对扁肌组成。腹直肌是位于白线两侧的带状肌肉，被腹直肌鞘包裹。腹直肌有 3～4 条腱划，腱划与腹直肌鞘前层愈着紧密，不易剥离，但与腹直肌鞘后层并无愈着。手术时易将腹直肌与腹直肌鞘的后层分开，并将肌肉牵向一侧。腱划内常有血管，分开腹直肌纤维时，腱划处常有出血点，应注意止血。腹直肌鞘可分为前、后两层，前层由腹外斜肌腱膜和腹内斜肌腱膜的前层组成，后层由腹内斜肌腱膜的后层和腹横肌腱膜组成。但在脐以下 4～5 cm 处，3 层扁肌的腱膜均前移为腹直肌鞘前层，腹直肌鞘后层下部缺如，形成一向上的弧形游离缘，称弓状线。弓状线以下的腹直肌后面紧贴腹横筋膜。腹直肌两侧扁肌由浅入深分别为腹外斜肌、腹内斜肌和腹横肌。以上 3 种肌的外侧部分为肌性组织，内侧部分移行为腱膜并参与腹直肌鞘的组成。腹外斜肌纤维自外上向内下斜行，腹内斜肌纤维呈扇形向内上斜行，而腹横肌纤维自后向前内侧横行，3 层肌纤维以不同方向排列，可增强腹壁，保护腹腔器官，防止腹壁疝的发生，在腹部做手术切口分离肌层时，也应按肌纤维走向进行。

腹横筋膜为衬贴于腹横肌深面的一层纤维膜，其上方与膈下筋膜相连，下方与髂筋膜及盆筋膜相接。腹横筋膜在腹上部较薄弱，在腹下部接近腹股沟韧带处较致密。腹横筋膜与腹横肌结合疏松，但与腹直肌鞘后层连结紧密，不易分离。

腹膜外组织（又称腹膜外脂肪）是填充于腹横筋膜与壁腹膜之间的疏松结缔组织，一般在下腹部含有较多脂肪组织。由于此层疏松，且易与周围组织分离，临床上对膀胱等进行手术时，可经腹膜外组织的入路进行，无须经过腹膜腔。

壁腹膜是腹前外侧壁的最内层，它向上移行至膈肌下，向下移行于盆壁腹膜，向后可到达腹后壁。在腹前壁下部的内面，壁腹膜覆盖韧带和血管，形成 5 条皱襞和 3 对浅凹。位于脐和膀胱顶之间的皱襞称脐正中襞，其深面为脐正中韧带，是胚胎时脐尿管的遗迹。在脐正中襞两侧各有 1 条脐内侧襞，其深面为脐内侧韧带，为胚胎时脐动脉的遗迹。最外侧的一对称脐外侧襞，其深面为腹壁下动脉和静脉。在上述 5 条皱襞之间有 3 对浅凹。膀胱上窝，位于脐正中襞与脐内侧襞之间；腹股沟内侧窝，居腹股沟韧带之上，脐内侧襞与脐外侧襞之间，此窝正对腹股沟管浅环；腹股沟外侧窝，位于腹股沟韧带与脐外侧襞交角处的外下方，与腹股沟管深环的位置相当。

腹壁上动脉为胸廓内动脉的延续，在腹直肌与腹直肌鞘后层之间下降，至脐部与腹壁下动脉吻合。腹壁下动脉发自髂外动脉，斜向内上方，进入腹直肌鞘，与腹壁上动脉吻合并分布于腹直肌。腹壁浅动脉和旋髂浅动脉均位于腹下部浅筋

3

膜中，较细小。腹壁浅静脉较多，且相互吻合成网。第 7～第 11 肋间神经和肋下神经由后向前下方，行于腹横肌和腹内斜肌之间，在腹直肌鞘外缘穿腹直肌鞘进入腹肌，其末支及外侧皮下分布于腹壁浅层结构。髂腹下神经和髂腹股沟神经均发自腰丛。髂腹下神经于髂前上棘内侧约 2.5 cm 处穿出腹内斜肌，斜行于腹外斜肌腱膜与腹内斜肌之间，在腹股沟管浅环上方约 3 cm 处穿过腹外斜肌腱膜而分布于耻骨上方皮肤；髂腹股沟神经在髂腹下神经下方约一横指处与之平行，在腹股沟管内沿精索内侧走行，出浅环后分布于阴囊或大阴唇皮肤。

（二）临床应用

腹前壁常用的手术切口有上腹部横切口、腹部正中切口、下腹部斜切口和下腹部弧形切口。

1.上腹部横切口

适用于肾脏或肾上腺手术，显露肾蒂效果较好，患者体位舒适。手术可在腹膜外施行，必要时可切开腹膜。肾脏位置较高且有粘连时，该切口显露效果不佳。患者取平卧位，术侧垫高略呈 45°，抬高手术床腰桥。上腹部横切口操作步骤如下。

（1）皮肤切口由第 11 肋尖向内达脐上二横指。

（2）横切断腹外斜肌、腹内斜肌和腹直肌前鞘，顺肌纹切开腹横筋膜，用手指推开其下方的腹膜外脂肪、腹膜及肾筋膜。将腹直肌向内侧牵开，切断腹直肌后鞘（亦可切断腹直肌，切开腹膜经腹进入）。

（3）用手指将肾筋膜后层向内侧游离，达腰大肌之前。切开肾筋膜，将腹膜向内侧牵开，即可显露肾脏。

（4）该切口可根据需要向上、向后或向对侧延长。

2.腹部正中切口

该切口可以兼顾腹腔两侧，适用于双侧肾、肾上腺手术，尤其适用于马蹄肾峡部切开术。患者取仰卧位，垫高腰部。腹部正中切口操作步骤如下。

（1）自剑突下至脐下方做正中切口。切开皮肤、浅筋膜，找到中线融合筋膜的致密交叉（白线）。此处的腹直肌有很薄的纤维膜覆盖，可切开纤维膜以确定中线位置。

（2）切开白线至腹膜外脂肪，术者和助手用两把血管钳提起蜂窝组织、脂肪及腹膜，交替夹持以防夹住肠管。交替 2～3 次后小心地在两钳间切开。腹膜切开后，空气进入腹腔，肠管会自动落下。

（3）用弯钳夹住两侧腹膜边缘，左手中指、食指伸入腹腔，保护内脏，向上、向下用弯剪剪开腹膜，切断圆韧带。

3. 下腹部斜切口

下腹部斜切口适用于中下段输尿管手术。患者取轻度垂头卧位。下腹部斜切口操作步骤如下。

（1）从髂前上棘内侧 2.5 cm 处开始做一曲棍球杆样切口，沿腹股沟韧带上方 2.5 cm 至腹直肌外缘。

（2）沿纤维方向切开腹外斜肌腱膜。

（3）沿纤维方向分开腹内斜肌，切开腹横肌。

（4）向内侧拉开腹横筋膜，将腹膜从体壁和血管前方推向内侧。在与髂血管交界贴近腹膜处寻找输尿管。

4. 下腹部弧形切口

适用于膀胱、前列腺手术，尤其是肥胖者。患者取仰卧位。下腹部弧形切口操作步骤如下。

（1）在耻骨联合上方约 4 cm 处做对称的弧形切口。切开腹直肌鞘，避开腹股沟管，继续向两侧切开腹外斜肌、腹内斜肌和腹横肌 3 ～ 4 cm 远，不必切断腹壁下血管。

（2）用组织钳提起腹直肌上缘，用电刀向上切开其在中线处的附着至少10 cm，然后将肌肉下压，将肌肉从鞘中游离。注意避开腹壁下血管两个对称的穿支，或者电凝后切断。

（3）同样在腹直肌鞘下缘游离锥状肌。

（4）切开筋膜或用弯钳撑开，进入两腹直肌之间。纵向切开锥状肌，打开中线处薄层腹横筋膜，显露膀胱和膀胱颈前面。

术中要注意，切口位置过高、皮瓣分离太低均会阻碍显露；切口位置过低，下方腹直肌太少影响关闭切口。要获得比仅牵开腹直肌更大的显露，该切口常要超过两侧腹直肌外侧缘，切开部分腹壁 3 层肌腱膜及腹肌本身。腹壁下血管正位于腹内斜肌的下方，可从侧面推开。髂腹下神经经过腹内斜肌，走行于腹外斜肌腱膜下，从内环口上方穿出，支配腹股沟和耻骨联合处皮肤，该神经易在该切口牵开外侧缘时受损伤。

牵开腹直肌前鞘暴露附着的腹白线，须用手术刀或电刀锐性分离腹直肌与前鞘。腹壁下动脉常在耻骨联合上方约 15 cm 处发出分支，经过腹直肌后方进入腹直肌前鞘。该分支为穿支血管，应避免损伤。腹直肌鞘分离牵开后，在中线切开肌筋膜很容易将腹直肌分开，因为无腹直肌后鞘，坚韧的腹白线并不穿入该层。切口的下端，有锥状肌在腹白线上附着于前鞘，需锐性将其分开。推开腹膜外脂肪和腹膜，显露脐正中襞和膀胱顶部。

三、腰区、腹后壁及腹膜后间隙

（一）外科解剖

1. 腰区

腰区的上界为第 12 胸椎棘突、第 12 肋下缘至第 11 肋前份的连线，下界为两髂嵴后份和两髂后上棘的连线。此区主要体表标志有 4 个。①竖脊肌：位于后正中线两旁，在皮下可摸到其外侧缘，它们和第 12 肋形成的夹角称肋脊角或肾区，临床上做肾区叩诊或肾囊封闭术即在此进行。②第 12 肋：可在皮下摸到，是肾手术经腰部切口的标志。③髂嵴：浅在皮下，两侧髂嵴最高点的连线正对第 4 腰椎棘突或第 3、第 4 腰椎之间的椎间盘。④腰椎棘突：可在皮下逐个触知。

2. 腹后壁

腹后壁的皮肤较厚，有丰富的毛囊和皮脂腺。浅筋膜中结缔组织束较多，且与皮肤相连，故皮肤活动度较差。深筋膜覆盖于各肌表面，但包绕竖脊肌的胸腰筋膜最强厚，其余均较菲薄。肌肉分为 4 层。①外层：由背阔肌、腹外斜肌后延部分和下后锯肌、肋间外肌及腰背筋膜后层组成。背阔肌和腹外斜肌纤维方向不同，在髂嵴附着处分开，与髂嵴形成三角形裂隙，称腰下三角，其底为腹内斜肌。②中层：由竖脊肌、腹内斜肌、肋间内肌及腰背筋膜中层组成。腹内斜肌、竖脊肌和下后锯肌共同围成腰上三角，其底为腹横肌腱膜。如腹内斜肌与下后锯肌在第 12 肋的附着点不相接触，则第 12 肋也构成一边，此间隙成为菱形区。连于第 1 腰椎横突与第 12 肋之间的韧带称腰肋韧带。做肾脏手术时需切断此韧带，并推第 12 肋向上，方可充分暴露肾脏。③内层：由腰方肌、腹横肌的延展部分、最内肋间肌、肋提肌及腰背筋膜的前层组成。在腹横肌腱膜深面有肋下神经、髂腹下神经、髂腹股沟神经和血管，经腰部切口做肾脏手术时，注意保护这些结构，且不必切开腹膜，只需推腹膜向前，就可到达腹膜后间隙。④最内层：由腰大肌、腰小肌和膈肌组成。腰大肌起于腰椎体外侧，向下止于股骨小转子，并被筋膜鞘包绕。腰小肌位于腰大肌前面，起于第 12 胸椎和第 1 腰椎的侧面，止于髂耻结节，侧面附着于髂筋膜。

3. 腹膜后间隙

腹膜后间隙是位于腹膜腔后、腹后壁骨骼肌肉前的间隙。该间隙前方为壁腹膜，后方为腹内筋膜，侧方为同属腹内筋膜的锥侧筋膜，上起自膈肌，下至骶岬并向盆部延续。在腹膜后间隙结构和脏器之间，充填着疏松的结缔组织。在此间隙实施经腹膜后入路的腹腔镜手术，需要建立腹膜后间隙的气腹空间（气腹腔），故也常称该部位为腹膜后腔或后腹腔。

（1）腹膜后间隙内各结构和脏器的排列及位置具体如下。

①腹部的血管等结构。腹主动脉居中线偏左，从膈肌主动脉裂孔下行至第 4 腰椎分为左、右髂总动脉，髂总动脉分别行向下外至骶髂关节前方又分成髂内、外动脉。腹主动脉前壁发出 3 大分支，第 1、第 2 支均在约第 1 腰椎水平发出，即腹腔干和肠系膜上动脉，第 3 支在约第 3 腰椎水平发出，为肠系膜下动脉。左、右肾动脉自腹主动脉侧壁发出，近 1/3 的肾脏由 2 支或多支肾动脉供应。

下腔静脉在腹主动脉右侧，较腹主动脉长，上端平第 8 胸椎穿过膈肌的腔静脉孔，下端平第 4 腰椎水平，在主动脉分叉的稍下方连接左、右髂总静脉。左、右髂总静脉走在同名动脉的后方（右侧）或后下方（左侧），向下逐渐移至同名动脉的内侧，经腹股沟韧带的下方接连股静脉。下腔静脉上部在接近膈肌处接受 3 条大的肝静脉（肝左、中、右静脉），在中部平第 2 腰椎处接受左、右肾静脉。肾静脉的位置较肾动脉低，位于肾动脉的前下方，有多支肾动脉者往往也伴多支肾静脉。左肾静脉在肠系膜上动脉起点的下方跨越腹主动脉前方，再汇入下腔静脉。肠系膜上动脉与腹主动脉之间夹角过小，可压迫左肾静脉致左肾血液回流受阻，重者引起血尿，称为左肾静脉压迫综合征。

（2）由肾筋膜及其内的肾周脂肪所包绕的肾上腺、肾脏和输尿管腹段。

肾上腺位于肾筋膜囊的顶端，紧邻肾脏上极内侧，右肾上腺呈三角形，左肾上腺呈半月形，右肾上腺的最高点常比左肾上腺高。左、右肾在脊柱两旁，平对第 12 胸椎至第 3 腰椎之间，其中左肾比右肾约高半个椎体。输尿管腹段起自肾门部肾盂输尿管交界，沿脊柱外侧、腰大肌表面，向下进入盆腔。

（3）消化系统的胰腺、十二指肠、升结肠、降结肠。胰头位于第 2 腰椎水平、下腔静脉的前方，上、右、下三面均为十二指肠包绕，十二指肠降部恰好经过右侧肾门。胰体斜向左上，跨越主动脉、左肾上腺、左肾门上前方，移行为胰尾。胰尾末端接脾，位于左肾上外侧部的前面。升结肠肝曲约平第 3 腰椎，位于右肾下部的前外侧。降结肠脾曲位置比肝曲高，约平第 2 腰椎，位于左肾下部的前外侧。

（2）需要注意的是，从现代泌尿外科手术学的角度来看，腹膜后间隙内所容纳的主要结构和脏器，并不处于同一个解剖层面。现有观点将腹膜后腔内的结构及充填的结缔组织分为3个"应用解剖层"。①内层：为腹膜后方的支撑结缔组织。腹膜后的消化器官如十二指肠、胰腺、升结肠、降结肠等与其关系密切，甚至可以认为就由此层结缔组织所包绕。②中间层：主要为肾筋膜及筋膜囊所包含的肾周脂肪及各个脏器和结构，包括肾上腺、肾脏、输尿管腹段，以及腹主动脉和下腔静脉等大血管。③外层：为参与腹壁构成的内层筋膜，也就是衬贴在腹壁肌层内面的筋膜（腹内筋膜）。外层在腰肌内表面为腰大肌筋膜和腰方肌筋膜，在腰部侧方肌肉内表面为锥侧筋膜，向腹前壁延续为腹横肌内表面的腹横筋膜。

在这3层中，不仅需要充分了解内层和外层的筋膜结构，还需要重点认清中间层的结构以及在各层之间可以手术解剖、分离出来的裂隙平面。

中间层的结构中，肾筋膜分为前、后两层，即肾前筋膜和肾后筋膜，也称为肾筋膜前叶和后叶。这两层包绕肾上腺、肾脏、输尿管等器官及肾周脂肪、生殖血管等组织，形成肾筋膜囊。该筋膜囊的顶部在膈下融合，并与膈下筋膜相延续。在肾的内侧，肾前筋膜越过腹主动脉、下腔静脉的前方与对侧的肾前筋膜相连，而肾后筋膜则紧贴外层腰肌筋膜的前方，附着于脊柱两侧。在肾门部分，中间层的前方为十二指肠、胰腺。在肾区以下，肾前筋膜向下消失于腹膜外组织中，肾后筋膜向下达到髂嵴后与髂筋膜相愈着，二者在下方互不融合。因此，肾筋膜囊下方不是封闭的，而是与盆腔相通，肾外伤出血、肾周脓肿等可向盆腔蔓延，盆腔的严重出血、漏尿等也可向腹膜后间隙蔓延。

腹膜后间隙各应用解剖层间的裂隙，分别位于中间层与内层之间，中间层与结肠及其系膜之间，中间层与胰腺、十二指肠之间，中间层与外层（腹内筋膜）之间。这些潜在的裂隙均为无血管区，即手术操作中需要建立的解剖层面。腹膜后器官和组织的手术，无论是开放手术还是腹腔镜手术，都可以充分利用这些解剖层面来实施。

经腹腔入路行腹膜后腔的手术，先自结肠旁沟切开后腹膜，即可沿中间层与结肠及其系膜之间的裂隙层面游离，向右到达十二指肠的外侧，再沿中间层和十二指肠、胰腺之间的裂隙层面继续游离，到达下腔静脉甚至腹主动脉的表面，就能充分显露整个右侧腹膜后结构。胃下方有横结肠，二者下缘都附有大网膜。切开大网膜将胃和左半部分的横结肠分开，再沿中间层与胰尾之间的裂隙层面游离，就可以更好地暴露左侧腹膜后结构。

经腹膜后入路行腹膜后腔的手术，则主要利用中间层和外层之间的无血管区进行。腹内筋膜在侧方与肾筋膜紧密相邻，往往是在腹壁肌肉和腹内筋膜之间先建立起操作空间或气腹空间，再在肾筋膜囊外游离出肾周前间隙和肾周后间隙，即可对腹膜后间隙内的重要结构进行充分暴露和手术操作。

（二）临床应用

1869 年，Simon 应用腰部路径首次施行肾切除术。自那时起，泌尿外科医生对后外侧切口的应用渐渐多于对前侧切口的应用。后外侧路径是直接进入肾区的途径，受大血管、腹内脏器或体壁脂肪干扰少。常用的有腰部斜切口、背部直切口等。

1. 腰部斜切口

适用于显露肾脏做肾造瘘、肾周引流、肾盂切开取石及上段输尿管切开取石等。患者取侧卧位，手术侧向上，健侧腰部对准并升高手术台腰桥，头端与脚端降低以张开手术侧腰部。腰部斜切口操作步骤如下。

（1）从第 12 肋下缘 1 cm 处竖脊肌的外侧开始做切口，沿第 12 肋下缘向前，到达前腹壁时弯向下，以避开肋下神经，切口止于髂前上棘内侧。如第 12 肋发育不全，切口可在第 11 肋下。

（2）从前向后切开背阔肌、下后锯肌。用电刀切割可减少失血和多处钳夹对组织的创伤。

（3）从后向前切开腹外斜肌、腹内斜肌。注意保护位于内外斜肌与腹横肌之间的肋下神经。

（4）辨认白色的腰背筋膜，锐性切开至切口后端，然后插入两指向前切至与腹前壁肌肉融合处。切开或钝性分开腹横肌，显露腹膜，钝性游离后推向前方。

（5）从竖脊肌前缘向前切开腰背筋膜后层及小部分下后锯肌纤维，即可显露肾筋膜。

2. 背部直切口

适用于单纯肾盂、输尿管上段切开取石术。患者取侧卧位，略朝前旋转 10°～20°，抬高腰桥。背部直切口操作步骤如下。

（1）于竖脊肌中部做一平行于脊椎的直切口，上自第 12 肋缘，下至髂嵴。切开皮肤、皮下组织，切开腰背筋膜后叶，并将其从竖脊肌上游离开，直到该肌外侧缘。此时能触及腰椎横突。

（2）腰背筋膜前叶位于竖脊肌深面、腰方肌的后方，将其在近横突处纵行切开（前叶附着于横突）。从切口上端开始将腰背筋膜前叶从腰方肌上游离至其外侧，沿直切口到下端，将腰方肌向脊柱方向牵开，显露切口即可解剖肾盂或输尿管。

四、盆部

（一）外科解剖

盆部由盆腔及盆腔内的器官所组成，盆腔由骨盆、盆壁肌及其筋膜共同组成。盆部的前面以耻骨联合上缘、耻骨结节、腹股沟和髂嵴前份的连线与腹部分界，后面以髂嵴后份和髂后上棘至尾骨尖的连线与腰部、骶尾部分界。在盆部上界外侧，可触到髂嵴；沿髂嵴向前，可触及髂前上棘，再向前下沿腹股沟可扪及耻骨结节，自此向内可触到耻骨嵴和耻骨联合上缘；沿髂嵴向后，可触到髂后上棘。

盆筋膜为腹内筋膜的直接延续，按其部位不同可分为盆壁筋膜和盆脏筋膜。盆壁筋膜覆盖于盆壁内面，位于骶骨前方的部分称骶前筋膜，位于梨状肌表面的部分称梨状肌筋膜，位于闭孔内肌表面的部分称闭孔筋膜。闭孔筋膜的上部明显增厚，形成肛提肌腱弓，位于耻骨联合后面至坐骨棘的连线上，为肛提肌起端和盆膈上、下筋膜的附着处。盆膈上筋膜为盆壁向下的延续，覆盖于肛提肌和尾骨肌上面的部分。该筋膜向盆内器官周围移行而形成盆脏筋膜。盆膈下筋膜为覆盖于肛提肌和尾骨肌下面的筋膜。盆脏筋膜是盆膈上筋膜向器官的延续，包绕在盆内器官的周围。有些器官周围的盆脏筋膜比较发达而形成鞘筋膜，如前列腺鞘。盆脏筋膜延伸至器官之间形成筋膜隔，如直肠膀胱隔、直肠阴道隔。盆脏筋膜还形成韧带，如子宫主韧带、骶子宫韧带。这些盆脏筋膜形成的筋膜鞘、筋膜隔及韧带，具有支持和固定器官的作用。

在盆壁筋膜与盆脏筋膜之间，或相邻的盆脏筋膜之间，存在多个筋膜间隙。耻骨后间隙位于耻骨联合与膀胱之间，耻骨骨折引起的血肿及膀胱前壁损伤引起的尿外渗就潴留在此间隙内。骨盆直肠间隙位于盆底筋膜和盆膈之间，后方为直肠，前方在男性为膀胱及前列腺，在女性为子宫和阴道上部。直肠后隙位于直肠筋膜与骶前筋膜之间，又称骶前间隙，此间隙向上与腹膜后隙相互通连，因此筋膜间隙内的血肿、脓肿或尿外渗等可能互相蔓延。

盆膈由盆膈上、下筋膜及位于两筋膜之间的肛提肌和尾骨肌构成。盆膈是盆腔的底，封闭了骨盆下口的大部分，其后部有肛管通过。盆膈有支撑、承托和固定各盆腔器官的作用。肛提肌起自耻骨后面与坐骨棘之间的肛提肌腱弓，两侧肌纤维向下内行走，会合成漏斗状，向后止于直肠壁、尾骨及肛尾韧带。肛尾韧带是从尾骨尖到肛门之间的 1 条纤维肌性组织。肛提肌的前部纤维在肛管与直肠壶腹交界处后方，肛门内外括约肌之间，左右联合形成"U"形肌束，称耻骨直肠肌，此肌对括约肛管有重要作用。尾骨肌覆盖于骶棘韧带上面，起自坐骨棘，止于骶、尾骨侧缘。

（二）临床应用

盆部常用的手术切口是骶骨旁切口。骶骨旁切口适用于前列腺、精囊及尿道直肠瘘手术。患者取低头俯卧位，两膝屈曲外展，胸部及骨盆部以软枕垫高，使骶尾部处于高位。骶骨旁切口操作步骤如下。

（1）做尾骨旁切口，起自骶尾关节交界处，止于肛门旁 2 cm 处。切开皮肤、皮下组织，直肠后壁即在切口下方。

（2）于坐骨直肠窝向对侧分离直肠前列腺筋膜和直肠尿道肌，使直肠前壁得以游离，直至前列腺可触及，这样可保留血管神经束。

（3）触及前列腺后，沿中线向上切开 Denonvilliers 筋膜后层达上方的前列腺基部，即可显露输精管壶腹及外侧的精囊。将手指放在直肠内有助于分离直肠及前列腺间平面。

五、会阴部

（一）外科解剖

会阴是封闭骨盆下口的全部软组织的总称，略呈菱形，其境界与骨盆下口一致，前为耻骨联合下缘，后为尾骨尖，两侧为耻骨下支、坐骨支、坐骨结节和骶结节韧带。两侧坐骨结节的连线将会阴分为前方的尿生殖区与后方的肛区。

尿生殖区又称尿生殖三角，男性有尿道通过，女性有尿道和阴道通过，会阴皮肤较薄，生有阴毛，含有大量汗腺和皮脂腺。浅层结构分浅、深两层，浅层即脂肪层，深层即膜性层（又称会阴浅筋膜或 Colles 筋膜）。会阴浅筋膜前续于阴囊肉膜、阴茎浅筋膜及腹前壁的浅筋膜深层（Scarpa 筋膜），两侧附着于耻骨弓和坐骨结节下缘，后方在会阴浅横肌后缘与深筋膜相愈着。深筋膜亦分为浅层和深层，浅层称尿生殖膈下筋膜，深层称尿生殖膈上筋膜。这两层深筋膜的两侧均附着于耻骨弓上，其后缘与会阴浅筋膜愈着。会阴浅筋膜、尿生殖膈下筋膜和尿生殖膈上筋膜之间，围成了两个间隙。由会阴浅筋膜与尿生殖膈下筋膜所围成的间隙叫会阴浅隙，又称会阴浅袋。此间隙向前上方开放，与腹前壁 Scarpa 筋膜深面的间隙相通。男性会阴浅隙内有阴茎脚、尿道球及其内的尿道，女性会阴浅隙内有尿道、阴道下部、阴蒂脚、前庭球和前庭大腺。会阴浅隙后部有 1 对会阴浅横肌，该肌起自坐骨结节，向内横行，止于会阴中心腱。会阴浅隙内还有会阴动脉及会阴神经的分支。由尿生殖膈下筋膜和尿生殖膈上筋膜所围成的间隙叫会阴深隙，又叫会阴深袋。这两层筋膜在周边完全愈着，因此，会阴深隙为一封闭的筋膜间隙。会阴深隙含有会阴深层肌、阴部神经和阴部内血管的分支。此外，男性会阴深隙有尿道膜部和尿道球腺，女性会阴深隙有尿道和阴道下部。尿道括约肌、会阴深横肌与覆盖它们上、下面的尿生殖膈上、下筋膜共同构成尿生殖膈。

女性阴道口与肛门之间的软组织也称为会阴，即所谓产科会阴。该部软组织呈楔形，浅部较宽，深部与阴道后壁、直肠前壁逐渐接近而变窄。此处浅筋膜的深面为会阴中心腱。会阴中心腱是由尿道阴道括约肌、肛门外括约肌、球海绵体肌、会阴浅横肌、会阴深横肌和肛提肌交织而成的纤维肌肉组织。

（二）临床应用

会阴部常用的手术切口是经会阴切口、阴囊切口。

1. 经会阴切口

经会阴切口可分为弧形切口及倒"Y"形切口，适用于尿道球部及后尿道手术。患者取膀胱截石位。经会阴切口操作步骤如下。

（1）在坐骨结节内侧做弧形（倒"U"形）切口。如需游离前尿道，则做沿会阴中线向前延长的纵行直切口，使其呈倒"Y"形切口。

（2）切开皮肤及会阴浅筋膜，显露球海绵体肌、坐骨海绵体肌、会阴中心腱、会阴浅横肌，将创缘向两侧牵开。

2. 阴囊切口

主要用于鞘膜翻转或切除术、非肿瘤性的睾丸手术、附睾手术及输精管结扎或吻合术。

阴囊在解剖上分为 6 层，由外向内依次为皮肤、肉膜、精索外筋膜、提睾肌、精索内筋膜及睾丸鞘膜。但手术时仅视为 3 层，即皮肤、肉膜为一层，睾丸鞘膜为一层，二者之间的其他层次为一层。阴囊由来自阴部内动脉的阴囊后动脉和阴部外动脉的阴囊前动脉，以及由腹壁下动脉发出的提睾肌动脉供血。因此，在阴囊上做纵、横、斜形切口皆可。

纵行切口切断阴囊皮肤上肉膜纤维最多，当缝合阴囊皮肤切口时，皮缘易内卷而造成愈合延迟。要将阴囊内的多层筋膜切开，需将这些筋膜紧张地固定在睾丸表面上呈一球形面，且不能一刀切得太深，应细致地分层做弧形切口。切割时刀刃应在睾丸表面来回轻轻滑行，将筋膜一层层地划开。

横行切口可施行双侧睾丸切除术及前尿道手术。将阴茎游离并翻出切口，还可施行阴茎海绵体硬结症的斑块切除、补片手术。

六、腹股沟区

（一）外科解剖

腹股沟区是位于下腹部两侧的三角形区域，上界为从髂前上棘至腹直肌外侧缘的水平线，下界为腹股沟韧带，内侧为腹直肌外侧缘。

腹股沟区的层次结构与腹前外侧壁相似，但较其薄弱。其结构特点：①腹外斜肌在此区已无肌性组织，且移行为较薄的腱膜。②腹内斜肌和腹横肌的下缘与腹股沟韧带内侧部之间有一狭窄的间隙，并无肌肉覆盖。③精索或子宫圆韧带通过腹股沟管，使腹壁在此形成一条潜在的裂隙。

腹外斜肌在髂前上棘与脐连线水平以下移行为腱膜，该腱膜在髂前上棘与耻骨结节之间增厚，自前向后下方返折形成腹股沟韧带。在韧带内侧端的部分纤维向下后外方附于耻骨梳称腔隙韧带，亦称陷窝韧带。腔隙韧带沿耻骨梳继续向外延伸而成的腱膜，称耻骨梳韧带。在耻骨结节上方约 2 cm 处，腹外斜肌腱膜有一三角形裂隙，为腹股沟管浅环，内有精索或子宫圆韧带通过。髂腹下神经和髂腹股沟神经并行于腹外斜肌腱膜和腹内斜肌之间，二者相距约一横指，髂腹股沟神经位置较低，并与精索伴行。在腹股沟区，腹内斜肌和腹横肌下缘均游离呈弓状，跨过精索，移行为腱膜，腱膜融合并止于耻骨结节附近，称联合腱。腹内斜肌和腹横肌下缘的一部分肌纤维包绕精索，并向下进入阴囊，形成菲薄的提睾肌。腹横筋膜在腹股沟区较厚，它在腹股沟韧带中点上方、腹壁下动脉外侧有一漏斗状开口，称腹股沟管深环，精索或子宫圆韧带由此通过。腹横筋膜包绕在精索外面而降入阴囊。

腹股沟管位于腹股沟韧带内侧半的上方，为一斜行于腹肌和腱膜之间的裂隙，成人的腹股沟管长 4～5 cm。管内有精索（或子宫圆韧带）、髂腹股沟神经和生殖股神经的生殖支通过。前壁为腹外侧肌腱膜和腹内斜肌起始部；后壁为腹横筋膜和腹股沟镰；上壁为腹内斜肌与腹横肌的弓状下缘；下壁为腹股沟韧带；内口为腹股沟管深环，位于腹股沟韧带中点上方一横指处，其内侧有腹壁下动脉，后面正对腹股沟外侧窝；外口为腹股沟管浅环，是腹外斜肌腱膜在耻骨结节外上方的一个裂口。当腹肌收缩时，腹股沟管的前壁与后壁紧贴，上壁与下壁靠拢，使裂隙缩小，深环封闭，腹壁得以加强。若腹肌发育不良，鞘突未闭或长期腹腔压力较大，则易发生腹股沟疝。

腹股沟三角是由腹直肌外侧缘、腹股沟韧带和腹壁下动脉围成的三角区。该三角的后面正对腹股沟内侧窝，前面正对腹股沟管浅环。腹腔内容物若由腹股沟三角区突出，经浅环直达皮下，位于腹壁下动脉内侧者称直疝；由腹壁下动脉的外侧突入深环，经腹股沟管出浅环而入阴囊者称斜疝。

胚胎期，睾丸位于腹后壁，随着胚胎的发育，睾丸逐渐下降。胚胎第3个月时，睾丸降至髂窝，第7个月时降至腹股沟深环，通常在出生时睾丸降入阴囊。如出生后睾丸仍停留在下降途中，称隐睾症。在睾丸下降之前，腹膜内已有一盲袋突向阴囊，称腹膜鞘突。睾丸降至阴囊后，包绕睾丸的腹膜鞘突形成睾丸鞘膜，其上部与腹膜腔连通部分则逐渐萎缩而闭锁，形成鞘突剩件。如腹膜鞘突未闭，仍与腹膜腔相通，则可形成先天性腹股沟斜疝或交通性睾丸鞘膜积液。

（二）临床应用

腹股沟区常用的切口是腹股沟斜切口。腹股沟斜切口适用于腹股沟疝、隐睾下降固定及精索的手术。患者取仰卧位。腹股沟斜切口操作步骤如下。

（1）在腹股沟韧带上约2 cm处沿韧带做皮肤切口。切口起自腹股沟韧带中点之外侧2.5 cm处，止于耻骨嵴，深达腹外斜肌腱膜。在切口的内侧部分，有腹壁浅血管和外阴部血管分布在皮肤的浅筋膜层中，切开时应注意止血，最好能先钳夹后切断。

（2）沿腹外斜肌腱膜的纤维将腱膜切开，自外环口至内环处止。切开此腱膜层时应注意勿伤及下面的髂腹下神经和髂腹股沟神经。腱膜切开后，其内外两片均应与下层组织适当游离，内侧片应游离至能暴露腹内斜肌及联合肌腱，外侧片应游离至能暴露腹股沟韧带的深部斜面部分。

（3）将提睾肌纵向切开少许，略加钝性分离，即可暴露出稍带膜样光泽的疝囊，若为隐睾手术可探查到隐睾的位置。

第二节　泌尿系统器官位置、解剖及毗邻

一、泌尿系统器官的定位

在腹盆部，可通过体表标志、解剖平面和体表投影确定泌尿系统器官的位置和毗邻。

（一）体表标志

通过腹盆部的体表标志，可在体表确定泌尿系统各脏器的位置，这有助于泌尿系统的体格检查、开放手术切口的设计、腹腔镜手术各操作孔的分布，以及不同手术入路的选择等。根据所在体表位置的不同，腹盆部的体表标志又可分为前面体表标志和后面体表标志。

（1）前面体表标志。在腹盆部的前面，上方可触及剑突、肋弓，下方可触及耻骨结节、耻骨联合、髂前上棘和髂嵴前份等骨性标志。非骨性标志有腹前正中线、腹直肌外侧缘、脐等。

（2）后面体表标志。在腹盆部的后面，主要有第12肋、髂后上棘、髂嵴后份、腰椎棘突、后正中线、竖脊肌外侧缘等体表标志。

（二）解剖平面

临床上会人为设定一些解剖平面，以方便从体表确定腹部及腹膜后器官的位置。泌尿外科常用的胸腹部体表平面自上而下有7个。

（1）剑突平面。平对第10胸椎。

（2）幽门平面。为通过胸骨上缘至耻骨联合连线的中点所作的平面，位于剑胸结合下方一掌宽处。该平面前方经过第9肋尖，后方经过第1腰椎。胃幽门通常位于此平面上。右肾门恰低于此平面，左肾门恰高于此平面。

（3）肋下平面。通过两侧肋弓最低点所作的平面，该平面经过第3腰椎。

（4）脐平面。位置不固定，通常平对第3、第4腰椎间。腹部所有实质性器官均在此平面的上方。

（5）髂嵴最高点连线平面。经过第4腰椎，脐有时也在此平面上。

（6）结节间平面。通过两侧髂骨结节所作的平面，经过第5腰椎。

（7）棘间平面。通过两侧髂前上棘所作的平面，经过骶岬的稍下方。

以上各平面标志中，最方便记忆的是幽门平面、肋下平面和结节间平面，它

们经过的椎骨分别为第 1、第 3、第 5 腰椎。

（三）体表投影

泌尿系统器官在腹盆部的体表投影可分为肾脏的体表投影、输尿管腹段的体表投影和膀胱的体表投影。

（1）肾脏的体表投影。肾随呼吸运动。在腰部自后正中线两侧 2.5 cm 和 7.5～8.5 cm 处各作 2 条垂直线，再在第 11 胸椎和第 3 腰椎棘突平面作 2 条水平线，肾脏的体表投影就在这 4 条纵横标线所组成的 2 个四边形范围内。两肾门的体表投影在腹前壁位于第 9 肋前端，在腹后壁（腰部）位于第 12 肋下缘与竖脊肌外缘的交角处（肋脊角）。

（2）输尿管腹段的体表投影。在腹前壁与半月线相当，在腹后壁大约与腰椎横突尖端的连线一致。

（3）膀胱的体表投影。膀胱未充盈时，完全位于真骨盆内，在下腹部不能触及。当尿液充盈或潴留时，膀胱顶部可升至耻骨联合上缘以上，位于下腹正中，在体表呈一椭圆形投影。此时腹膜返折也随之上移，膀胱前壁与腹前壁直接相邻。

二、泌尿系统各器官的解剖及毗邻

（一）肾脏

1.肾脏的解剖

（1）肾。肾是泌尿系统重要的实质性器官，其主要功能为泌尿并通过肾盂和输尿管排入膀胱。肾能维持机体水与电解质的平衡，以保持机体内环境的相对稳定。新鲜的肾呈红褐色，质地柔软，表面光滑。

肾为成对的器官，左右各一，左肾比右肾略长、略厚和略重。正常成人的肾表面一般不分叶。肾有内外两缘，前后两面以及上下两极。内侧缘中部凹陷，称肾门，有血管、淋巴管、神经和肾盂出入，并形成所谓的肾蒂。由于下腔静脉接近右肾，右肾蒂明显较左侧短，临床上右侧肾切除比左侧难度大。肾蒂内诸结构的排列关系，由前向后依次为肾静脉、肾动脉和肾盂；自上而下依次为肾动脉、肾静脉和肾盂。肾门的边缘称肾门缘，肾门的前缘叫前唇，后缘叫后唇，上缘叫上唇，下缘叫下唇。由肾门伸向肾实质的腔隙称肾窦。肾的外侧缘较薄并向外隆起，前面朝向腹外侧，凸度较为明显。

（2）肾实质。肾实质分两部分，即肾皮质和肾髓质。肾皮质位于肾实质的表面，厚 0.5 ～ 1.5 cm，含丰富的血管，新鲜标本肾皮质呈红褐色，内有细小的红色点状颗粒，由肾小体和肾小管构成。肾实质内层为肾髓质，约占肾实质厚度的 2/3，血管少而呈淡红色。肾髓质主要由 15 ～ 20 个肾锥体构成，肾两端的锥体较大，称极锥。肾锥体为圆锥形，底部朝向肾皮质，尖端指向肾窦，结构致密而有光泽，具有颜色较深的放射纹，由锥体的尖部向肾皮质方向放射状扩展。这些放射状条纹由肾直小管和血管平行排列而成。根据肾直小管的结构特点和位置，可将肾锥体分为两部分，即内带和外带。外带较宽，呈暗褐色；内带较窄，呈浅褐色，接近锥体尖部色更浅而有光泽。肾锥体底部与皮质分界不清，自髓质呈放射状条纹伸入皮质部分叫辐射部，又名髓质突，由聚集的肾直小管组成。髓质突之间的部分称皮质迷路，内含肾小体和肾曲小管。肾锥体的尖端钝圆，突入肾小盏内，称肾乳头。每个肾脏有 7 ～ 12 个肾乳头，每个肾乳头上有 10 ～ 30 个小孔，称乳头孔，为乳头管的开口。每个肾锥体及其周围的皮质合称为肾叶。嵌入两肾锥体之间的皮质称肾柱，内含叶间动脉、静脉。在肾窦内有肾动脉、肾静脉、淋巴管、神经、肾小盏、肾大盏和肾盂等通过，其间填充有脂肪组织。肾小盏呈漏斗状，有 7 ～ 8 个，包绕肾乳头。有时每个肾小盏包绕 2 ～ 3 个肾乳头，因此肾小盏的数目一般少于肾乳头。2 ～ 3 个肾小盏汇集成一个肾大盏，2 ～ 3 个肾大盏汇合成肾盂，约在第 2 腰椎上缘水平移行为输尿管。根据肾盂与肾门的关系，可将肾盂分为 3 种类型：肾内型肾盂，占 54.76%；中间型肾盂，占 41.27%；肾外型肾盂，占 3.97%。

（3）肾单位。肾皮质的主要结构为肾单位，为肾的基本功能单位，与集合管一起共同完成肾的泌尿功能。肾单位由肾小体和肾小管组成。每侧肾脏有肾单位 100 万～ 200 万个，皮质中的肾单位占总数的 85%，而且体积较小，近髓质的肾单位占 15%，体积较大。在正常情况下，只有部分肾单位处于活动状态，因此肾脏有很强的代偿能力，即使切除一侧肾脏，另一侧肾脏的功能仍能满足机体生理的需要。

（4）肾小体。肾小体分布于肾皮质和肾柱内，由血管球和肾小囊组成。肾小体呈圆形或椭圆形，直径为 150 ～ 250 μm。每个肾小体的一侧有一血管极，为肾小体的血管出入处。血管极的对侧为尿极，为肾小囊与肾小管相接之处。①血管球由一团毛细血管网构成，周围有肾小囊包裹，血管球起滤过作用。肾动脉在肾内的最后分支进入肾小体，称输入小动脉，该动脉经肾小体血管极进入肾小囊后，分成 4 ～ 5 个分支，每支继续分支，各小分支盘绕分别形成血管叶。各小叶的毛细血管汇合成数支，并与其他小叶血管集合，形成输出小动脉，并由血管极出肾小囊。②肾小囊为肾小管末端膨大、凹陷而成的杯状囊。囊内有血管球，其壁可分为两层，两层之间的间隙称囊腔。两层肾小囊壁均由上皮细胞构成。囊壁内层又称脏层，由体积较大、扁平和有突出的足细胞构成，参与肾小球滤过膜的组成。囊壁外层又称壁层，由单层扁平上皮细胞组成，上皮下有一层基膜。壁层上皮细胞至肾小体尿极处与近端小管相连。

（5）肾小管。肾小管包括近端小管、细段和远端小管。

①近端小管分曲部和直部。从肾小囊至近端小管曲部，有一狭窄的短管叫颈，由较低的立方上皮细胞或扁平细胞组成。颈以下为近端小管，是肾小管中最长而弯曲的一段，长为 14 mm，直径为 60 μm。近端小管曲部，又称近曲小管，上皮细胞的高低随管腔内液体压力而变化，管腔压力增高时，上皮呈扁平状，管腔内压力较低时，上皮变立方状。上皮外有厚 130～150 nm 的基膜。光镜下细胞界限不清，管腔不规则，细胞表面有明显的刷状缘，胞质强嗜碱性。核大而圆，位于细胞的基底，核下胞质内有平行排列的线纹，称基底纹，是由线粒体顺序纵列及大量质膜内褶组成。邻近细胞的侧突相互交织，使细胞分界不清。近端小管直部主要分布于髓质外带，小管变直，上皮较低，管腔增大，上皮细胞的侧突和线粒体减少，刷状缘和基底纹不明显，微绒毛相对稀疏、短小。顶端小泡和酶活性均下降。从上述结构看，近端小管直部与近端小管曲部的功能有所不同。近端小管重吸收功能最强，原尿的 80% 在近端小管被重吸收。

②细段是构成髓袢降支的一部分。上皮为单层扁平状，刷状缘消失，细胞界限清楚，胞质少而清晰，含少量核蛋白和线粒体。核椭圆突入管腔。电镜下可见相邻细胞顶端有紧密连接。表面和基底部分分别有少量的微绒毛和质膜内褶，由胞体伸出的侧突，彼此交错排列。在长袢的上段细胞侧突和表面微绒毛均较下段丰富，而下段细胞的紧密连接较多，因此下段细胞的渗透力明显较上段弱。细段的降部可重吸收水分，但不能重吸收钠和尿素；长袢细段的升部则可重吸收大量的钠和尿素，但不能重吸收水分。

③远端小管分曲部和直部。远端小管直部（髓袢升支）管径较粗，在短袢起自袢的降支尾端，在长袢则起自袢的升支。直部上皮呈立方形，细胞界限不明显，胞质嗜碱性，但接近近曲小管者染色较浅，且缺少刷状缘，基底纹显著。电镜下可见细胞表面有稀疏、较短的微绒毛，丰富的质膜内褶伸长可达细胞顶部。内褶间有较多的线粒体呈纵向排列，核圆并位于细胞的上端。直部大量质膜内褶具有丰富的 Na^+–K^+–ATP 酶，可将腔内高浓度的 Na^+ 泵出至间质，导致管内渗

透压降低而间质内渗透压逐渐升高。远端小管曲部又称远曲小管，位于肾小体附近，弯曲盘旋，长为 4.5～5.0 mm，直径为 35～50 μm，管腔较近端小管大。上皮细胞呈低柱状，细胞界限清晰，排列紧密，胞质弱嗜碱性，但染色较近曲小管浅，表面缺少刷状缘，基底纹明显，核多位于近腔面。电镜下观察发现远端小管曲部微绒毛稀少，质膜内褶及线粒体不及直部发达，但具有丰富的 Na^+ 泵，致使间质渗透性明显上升，而管内渗透压继续降低。Na^+ 泵出的多少受肾上腺皮质醛固酮的调节。此外细胞内还有大量的碳酸酐酶，使细胞可以分泌 H^+、酸化尿液，还可以泌氨、排钾和进行离子交换，这对维持血液的酸碱平衡具有重要意义。血管升压素能促使此管上皮重吸收一定的水分而产生一定的尿液浓缩作用。远端小管走行至肾小体血管极输入小动脉处，其管壁上皮细胞突然增高呈柱状，排列致密，外形如小圆盘样突起，直径为 40～70 μm，称为致密斑。

（6）集合管。数条远曲小管汇合为弓状集合管，而后者再汇集成直行集合管，即通常所指的集合管。集合管自皮质沿髓放线直行进入髓质，接近髓质内带时与其他集合管逐渐合并，至锥体的顶端形成较大的乳头管，开口于肾乳头。集合管上皮为单层立方形，核圆且位于中央。上皮细胞分明暗两种。明细胞又称主细胞，数目多，胞质浅，含少量线粒体，细胞腔面平，内有少量的微绒毛，细胞表面含有糖胺多糖，内有软骨素硫酸，细胞侧缘有少量交错排列细长突，基部短而有密集的质膜内褶。暗细胞又称闰细胞，较主细胞长而染色深，细胞数目少，在皮质占集合管上皮细胞总数的 37%，在外髓则占 18%，而在内髓和乳头则不足 1%。暗细胞分散于明细胞间，在两细胞相邻的顶端有发达的紧密连接和中间连接。闰细胞表面附有中性黏蛋白，并伸出细长微绒毛，致使腔面凹凸不平。闰细胞胞质密度深，含大量小型椭圆状线粒体、丰富的粗面内质网、游离核蛋白和小泡，侧面有大量交错突，基底质膜内褶短而弯曲，分支成网，内褶上面聚集大量的中等线粒体，基膜明显。集合管可将低渗的水分大量渗出进入间质，这种尿浓缩作用与血管升压素的调节有关。皮质集合管通过质膜内侧及侧突的钠泵，可主动泵出少量的 Na^+。在近乳头的集合管可分泌钾、尿素等。在皮质弓形集合管含有血管舒缓素，可将激肽原转变为激肽，后者有排钠利尿效应。

（7）乳头管。乳头管的管径较大，上皮细胞增高呈单层柱状，胞质透明，排列整齐，核位于细胞的中央，细胞表面分布稀疏短小的微绒毛。基部质膜内褶短而稀疏，此段上皮细胞具有分泌尿素的功能。

（8）球旁复合体。球旁复合体又称肾小球旁器，由球旁细胞、致密斑和球外系膜细胞组成，三者在肾小体的血管极构成三角区。①球旁细胞是位于肾小体血管极的输入小动脉及少量输出小动脉的平滑肌细胞肥大转变为的上皮样立方形细胞。血管壁的内弹性膜在接近球旁细胞侧消失，因此球旁细胞与血管腔之间仅隔一层基膜和内皮。球旁细胞紧接球外系膜细胞，与致密斑只隔一薄层基膜。这种紧密排列方式非常有利于球旁细胞调节输入小动脉压和远端小管的液体成分。球旁细胞为分泌细胞，核圆、嗜碱，胞质弱嗜碱性，呈球形，外有界膜，内含直径 20～40 nm 的分泌颗粒，PAS 反应阳性。分泌颗粒内含有肾素。球旁细胞的分泌颗粒多以外排方式将颗粒内容物排出。胞质除有丰富的分泌颗粒外，高尔基复合体发达，大量粗面内质网、核蛋白粒和线粒体分散于胞质中。基膜有短而直的质膜内褶。②致密斑是远曲小管在接近肾小体输入小动脉处的管壁的局部上皮细胞升高形成的圆盘状隆起。致密斑表面有稀疏微绒毛或单根纤毛，胞质内高尔基体发达，多位于核下区。其基部常缺少基膜，可与球旁细胞紧密相连。致密斑可能为一种化学感受器，可感受远端小管内的液体容量和 Na^+ 的变化，当 Na^+ 浓度降低时，可调节球旁细胞分泌肾素，以促使远端小管保钠排钾。③极垫细胞又称球外系膜细胞，位于三角区的中央，是一群上皮样、类似球内系膜细胞的小型星状细胞，其突起相互连接并与球内系膜细胞、球旁细胞以及血管平滑肌细胞间有缝隙连接。

在肾小管之间存在少量的结缔组织，主要是胶原纤维、少量弹力纤维以及成纤维细胞和巨噬细胞等。髓质部结缔组织增多，并出现一种上皮样有突起的间质细胞，其高尔基体及内质网均发达。此细胞可产生前列腺素 E_2 和 A_2 等。这些物质有扩张血管和降低血压的作用。肾乳头周围有丰富的结缔组织包绕，大量基质的存在使组织疏松，有利于物质在间质内扩散和渗透。

2. 肾脏的周边组织

（1）肾段和肾段血管。肾动脉于肾门处，多分为前后两支，前支较粗，供应区较大。前支发出上前段动脉、下前段动脉、上段动脉和下段动脉，这些动脉相应地分布在肾的上前段、下前段、上段和下段。后支相对较细，多为肾动脉的延续并形成后段动脉，分布在肾的后段，供应区较小。肾动脉在肾内可分为两型，即分散型和主干型。肾的前半部主要为分散型，后半部主要为主干型。肾动脉在肾内的分布呈节段性，不论初级干的分支形式如何，绝大多数肾动脉分为 5 支肾段动脉，因此，每支肾段动脉分布到一定区域的肾实质称肾段。肾脏一般可分为 5 个肾段，即肾上段、肾下段、肾上前段、肾下前段和肾后段。肾段之间的动脉缺乏交通支，当某一肾段动脉梗塞后可造成该肾段的坏死。因此，肾段的解剖学对肾血管造影和肾部分切除具有实际意义。

肾上段由肾上段动脉分布，呈帽状区域，占据肾上极的内侧部，肾前后的内上部。肾上段动脉常由肾动脉前支发出，起源变异较多。

肾上前段由肾上前段动脉分布，位于肾的前面，其中包括肾上极的外侧和肾中部的一部分。肾上前段动脉多为 1 支，发自肾动脉前支，自上段底部进入。

肾下前段由肾下前段动脉分布，位于肾前面下中部，为肾上前段和肾下段之间的区域。肾下前段动脉多为 1 支，起自前支，有时与肾上前段或下段动脉共干，主干相当固定地斜过肾盂前面。在肾下前段内分出上、下和后 3 个三级分支，供应肾中部前面和后面的近外侧缘的小部分。

肾下段由肾下段动脉分布，位于肾的下极，肾前、后的下部。肾下段动脉多为 1 支，起点变异较多。

肾后段由肾后段动脉分布，位于肾的后面，肾上段与肾下段之间的区域。肾后段动脉多为 1 支，常为肾动脉后支的延续。肾后段动脉由肾门的上唇下方进入肾窦，经肾盂后方，越过上盏与肾盂交界处成弓状沿后唇深面下行，在动脉弓的外侧发出 2～8 个分支进入肾后段的肾实质。肾后段动脉在肾门的上唇下方附近可发出上段动脉，分布于肾上极。研究表明，肾上前段、肾下前段与肾后段的外侧分界线不在外侧缘上，多稍偏于后面，因此在施行肾部分切除术时应引起注意，先行肾动脉造影确定病变部位和肾段范围。

肾内静脉无一定的节段性，并存在广泛的吻合支。肾内静脉间的吻合有两种比较固定的形式，一种是吻合支围绕着肾小盏，另一种是前一种吻合支的延续，围绕在肾乳头周围。

（2）肾的被膜及毗邻。肌织膜由平滑肌纤维和结缔组织构成，该膜紧贴附着肾实质表面，不易剥离。此膜经肾门进入肾窦，被覆于肾窦壁。在肌织膜外包有纤维囊，为肾的固有膜，又称肾纤维膜。该膜薄而坚韧，由致密结缔组织和少量弹力纤维构成。在肾破裂或肾部分切除时，缝合该膜以关闭肾脏伤口。肾纤维膜在肾门分为两层，一层经肾门进入肾窦，贴于肾窦壁肌织膜的内面，另一层包于肾窦内容物表面，并移行于肾血管鞘。通常肾纤维膜和肾实质表面的肌织膜连结疏松，行肾包膜下切除即指在肾纤维膜下游离切除肾脏。肾纤维膜外包有一层囊状脂肪层，称肾脂肪囊（曾称肾床）。脂肪囊外为肾筋膜，或称肾周筋膜，由腹膜下组织（有学者认为是腹横筋膜）延续而成。肾筋膜包被于肾和肾上腺周围，并有纤维隔穿过肾脂肪囊与肾纤维膜相连，是肾脏固定的主要组织结构。肾周筋膜在肾前面称肾前筋膜，在肾后面称肾后筋膜，肾后筋膜与腰筋膜和腰方筋膜紧密接触，行肾根治性切除时常两者一并游离。肾前、后筋膜在肾外侧缘相互连接。

肾前筋膜移行内侧并逐渐变薄，附着于肾血管的表面，并经腹主动脉、下腔静脉的周围结缔组织和对侧肾前筋膜相连。肾后筋膜向内侧包被于肾血管和输尿管，最后附着在椎体和椎间盘。肾前、后筋膜于肾上腺的上方相连，并与膈下筋膜相连续。在肾的下方，肾前后两筋膜有一裂隙，输尿管通过此处。由于肾筋膜下方开放，临床上的骶前注气造影即经此间隙进入气体而显示肾脏的轮廓。肾筋膜的外侧常有大量的脂肪，称肾旁脂肪，为腹膜外脂肪的一部分。

肾的正常位置依赖于肾筋膜、肾脂肪囊及其邻近器官和肾血管的支持。此外，腹膜和腹压也有一定的支持作用。当这些结构遭到破坏，可发生肾下垂或游走肾。

肾为腹膜外器官，位于腹腔的后上部、脊柱两侧，前面被覆有肾的被膜和腹膜。由于肾筋膜下端开放，肾能随呼吸和体位变化有一定的上下活动，随呼吸的活动范围为 1 ~ 4 cm，体位变化的活动范围为 1 ~ 3 cm。左肾在第 11 胸椎下缘至第 2、第 3 腰椎间盘之间，右肾位于第 11、第 12 胸椎至第 2、第 3 腰椎间盘水平之间。左肾上极一般高于右侧 1.7 cm。两肾的长轴均稍向外，故两肾长轴为"八"字形。

肾脏的两侧毗邻有所不同。左肾上极的内侧附着有左肾上腺，前面的上部与胃底后壁接触，中部与胰尾和脾血管毗邻，下半部邻接空肠。左肾的外侧缘大半部与脾毗邻，外侧缘下部经腹膜与结肠左曲相隔。右肾上极的内侧附着有右肾上腺，右肾前面的上 2/3 部分与肝毗邻，下部与结肠右曲接触。右肾内侧缘邻接十二指肠降部，右肾与部分肝毗邻，除上极外其余均有腹膜相隔。

（3）肾脏的淋巴管。环绕皮质、髓质小管的肾淋巴丛围绕肾血管尤其是肾脏静脉排列。来自肾丛的淋巴管于皮质的基底部加入稠密的淋巴管网络。从淋巴管网络发出的淋巴管到达肾盏漏斗部，伴随此部的血管到达肾窦，将淋巴排空至肾盂表面的许多有瓣的收集器，并伴随肾门外的肾静脉终止于肾血管周围的淋巴结和腹主动脉淋巴结。

肾被膜含有许多淋巴管，并分为浅、深两组。浅层淋巴系统直接位于肾筋膜和腹膜下面，它引流淋巴液至肾被膜下深层淋巴系统，进入肾实质的淋巴管。这种排列同样证实了肾脏肿瘤会累及肾周。肾被膜淋巴管与肾毗邻器官如肝、结肠的腹膜内淋巴管吻合，偶尔在肾上极后和肾门前的淋巴收集器中发现转移来的淋巴结。

肾盂、肾盏具有不同的组织起源，因此有独立于肾实质的淋巴管。在肾盂，淋巴管沿着黏膜下排列并与输尿管的淋巴管相连续。当淋巴管通过肾门后，它们互相吻合，并将淋巴液引流至腰大肌或膈脚的淋巴结后注入同侧腹主动脉外侧淋巴结。

肾脏前层淋巴管干先位于肾动脉前，而后至肾静脉前。3/5 较短的肾脏后层淋巴管干经过肾动脉、肾静脉的后方。它们将淋巴液引流至腹主动脉旁的20 ～ 30 个淋巴结。这些淋巴结还接纳来自肾上腺、睾丸或卵巢的淋巴液。腹主动脉旁淋巴结在肾脏淋巴引流中是最为重要的淋巴结。

（4）肾脏的神经。肾脏的神经主要是具有血管舒缩能力的神经，这些神经具有广泛的来源，并聚集形成肾丛。50% 的肾神经分支来自每侧的腹腔丛。它们首先从头侧伸展到肾血管，然后从腹侧穿过肾血管到达肾丛。内脏大、小、最小神经节发出神经支配肾脏，但不是直接支配，而是通过腹主动脉神经节、腹腔神经节等进行支配。肾丛的部分分支来源于第 2 腰交感神经节，直接或通过肾后神经节支配肾脏。还有部分分支来源于腹主动脉丛的上部、下部。来源于腹主动脉丛下部的分支与上腹下丛有交通支。

在肾窦，主要在肾动脉表面的腹侧，神经会聚形成肾丛。在肾静脉前面、肾盂后面无神经分布，但是有神经纤维伴随膜静脉的前、后支到达肾被膜。肾段动脉在肾内无吻合支，但肾丛在肾段动脉间发出分支。

肾前、后神经节纤维之间许多吻合支多位于肾丛内的小神经节。传出、传入神经沿肾动脉进入肾实质内，形成神经末梢网分布于肾小球、肾小管、肾内血管。

3. 临床意义

前、后层肾叶的分界线称为 Brodel 白线，它位于肾脏弯曲的纵向凹。它并不是肾脏切开术的较好路径，因为在此平面具有前层动脉的较大分支。在此白线更后侧，恰好位于后层肾盏前面，肾动脉分成前、后干系统，形成最小的血管化区域。因此，无血管平面位于肾脏最大弯曲的后方。沿此平面切开肾实质，可减少出血量及避免肾缺血萎缩。此平面常不能根据表面的固定解剖标志画出其准确位置，若暂时阻断肾动脉后支，则可清晰显示此平面。

肾切除多在肾脂肪囊内切除，但在肾周组织紧密粘连，锐性分离或强行剥离可能会引起严重出血或周围脏器损伤时，可采用肾包膜下肾切除术。肾切除的切口路径与切口长度需根据肾脏大小、病变性质和部位，以及患者的体形、年龄等要素来决定。其手术入路可选用第 12 肋下切口、第 12 肋切除切口、第 11 肋间切口，以及腹部切口。腹部切口既可经腹膜外进入肾脏，也可经腹腔进入肾区。手术选择以显露清晰和尽量减少损伤为原则。目前理想切口为第 11 肋间切口，但对于外伤性肾切除多采用经腹切口，有利于探查腹内脏器损伤情况。

肾脏具有极其丰富的神经分布，这些神经具有调节肾血管舒缩功能，其作用大小至今尚不清楚。因为在离体肾脏手术后，肾脏的神经供应完全被切断，但术后肾脏的生理活动并未受到影响。

（二）输尿管

1. 输尿管的解剖

（1）输尿管位于腹膜后间隙，是 1 对扁而细长的肌性管道，左右各一，起自肾盂末端（约平第 2 腰椎上缘水平），终于膀胱。成年人输尿管长 25 ～ 30 cm，两侧长度大致相等。输尿管全段直径粗细不一。狭窄部位可分上、中、下 3 处，上狭窄部，在肾盂与输尿管的移行处（在第 1、第 2 腰椎之间）；中狭窄部在骨盆上口，输尿管跨过髂血管处；下狭窄部在输尿管进入膀胱处，是输尿管的最狭窄之处。

输尿管的走行并非垂直下降，全长有 3 个弯曲。第 1 个弯曲在输尿管上端，为肾曲，位于肾盂与输尿管的移行处。第 2 个弯曲在骨盆上口处，呈"S"形，由向下斜转向内，过骨盆上口后再转向下方。第 3 个弯曲在骨盆内，输尿管壁内段与盆段的移行处，为骨盆曲，由斜向内下转向前下方，为凸向后下方的弯曲。

（2）输尿管可分为腹段、盆段和壁内段 3 部分。临床上常将输尿管分为 3 段，上段从肾盂至骶髂关节上缘，中段为骶髂关节上下缘间，下段为骶髂关节下缘至膀胱入口处。

腹段输尿管位于腹膜后面，为腹膜外器官，自肾盂末端起始后沿腰大肌前面斜向外下行走，周围有疏松结缔组织包绕，形成输尿管周围鞘。约在腰大肌中点的稍下方处，男性的输尿管经过睾丸动脉的后方，与之成锐角交叉，而女性的输尿管与卵巢血管交叉。左侧输尿管的上部位于十二指肠空肠曲的后面，左结肠血管由其前方跨过；在骨盆上口附近时，经过乙状结肠及其系膜的后方，于乙状结肠间隐窝的后壁内下降；进入骨盆腔后，经过左髂总血管（主要是髂总动脉）下端的前面。右输尿管上部在十二指肠降部的后面，沿下腔静脉右侧下降，右结肠和回肠的血管从其前方跨过；于骨盆上口附近，经过肠系膜根的下部和回肠末端的后方下降；入骨盆后经过髂外动脉的前方。

盆段输尿管长度较腹段输尿管稍短，在腹膜外结缔组织内、沿盆腔侧壁经过，首先向下后外方，经过髂内血管、腰骶干和骶髂关节的前方或前内侧，然后在脐动脉起始部、闭孔神经及闭孔血管等结构的内侧跨过，约至坐骨棘平面，转向前内方，经盆底上方的结缔组织到达膀胱底。在盆腔，男性输尿管接近膀胱时，有输精管跨过其前方，以后输尿管经精囊前方进入膀胱。女性输尿管在跨越髂血管时，行经卵巢悬韧带（内藏卵巢血管）的后内侧，输尿管进入盆腔后，行经卵巢的后方，在接近膀胱时，有子宫动脉经它的前上方与它交叉。

膀胱壁内段斜穿膀胱壁，长约 1.5 cm。当膀胱充盈时，壁内段的管腔闭合，加之输尿管的蠕动，可阻止尿液从膀胱反流到输尿管。如果壁内段过短，则可发生尿液反流。该段输尿管在儿童时期较短，因此儿童可有尿液回流现象。

2. 输尿管的周边组织

输尿管的血供丰富。输尿管腹段血供主要由肾动脉供给，每侧有 3～9 条，右侧稍多于左侧。输尿管盆段的血供较腹段更多，除来自髂内动脉和膀胱下动脉外，在男性还来自精索动脉及睾丸动脉，在女性还来自卵巢动脉和子宫动脉的分支。膀胱下动脉分支还分布至输尿管壁内段和膀胱三角的大部分。输尿管动脉进入管壁后，在外膜下相互吻合，并穿入肌层，在黏膜下形成血管网，然后集合成静脉离开输尿管。输尿管的静脉汇入上述动脉的同名静脉后，经髂总静脉或汇入腹主静脉回流。

输尿管的淋巴管起始于黏膜下、肌肉和外膜淋巴管丛，互有交通。输尿管上段淋巴液引流至肾蒂淋巴结或直接注入腹主动脉旁淋巴结，部分输尿管腹段及盆段淋巴液注入髂总、髂外或髂内淋巴结，壁间段淋巴液注入膀胱或腹下淋巴结。

输尿管在腹膜后沿腰大肌前面下行，在髂总动脉分叉附近跨越髂血管进入盆腔，该处是手术时寻认输尿管的最好部位，其深面为分界大、小骨盆的弓状线。输尿管跨越髂血管后，沿髂内动脉前面下行，接近坐骨棘水平时转向前内侧抵达膀胱。

3. 临床意义

输尿管腹段在腹膜后间隙下行时，跨越右输尿管前面的结构自上而下有十二指肠水平部、右结肠动脉、回结肠动脉、睾丸动脉（或卵巢动脉）及它们的伴行静脉，跨越左侧输尿管自上而下有左结肠动脉、乙状结肠动脉、睾丸动脉（或卵巢动脉）及它们的伴行静脉。输尿管腹段的大部分与升、降结肠的血管相邻，故行左或右半结肠切除时应注意保护输尿管。

此外，输尿管在右下腹部与回肠末段、升结肠、盲肠、阑尾及其系膜接近，在左下腹部与降结肠、乙状结肠及其系膜接近。这些器官发生恶性肿瘤或炎症，可影响输尿管而产生血尿、闭塞，甚至形成瘘管。行上述器官手术时，如果输尿管连同其表面的腹膜一同移位，就有可能被误伤。腹膜中线的肿物，如淋巴结肿大、腹主动脉瘤，也会推挤输尿管而使其移位。

在女性，当输尿管在跨越髂血管时，行经卵巢悬韧带（内藏卵巢血管）的后内侧，于该处结扎卵巢血管时易伤及输尿管。输尿管进入盆腔后，行经卵巢的后方。在接近膀胱时，有子宫动脉经输尿管前上方与其交叉，解剖上常形容为"小桥（子宫动脉）流水（输尿管）"的关系。该交叉点距子宫颈前外侧约 1.5 cm，但常因病理情况而改变。在该处附近结扎子宫动脉时易伤及输尿管，是行子宫手术时需要特别注意的部位。

（三）膀胱

1. 膀胱的解剖

膀胱是储存尿液的肌性囊性器官。膀胱有很大的弹性，其形状、位置、大小、壁的厚度和毗邻等随充盈程度的不同而有所变化。不同年龄、性别和个体膀胱的容量也有所差异。正常成年人膀胱平均容量为 350 ～ 500 mL，最大容量约 800 mL。当膀胱容量大于 500 mL 时，由于膀胱的过度充盈，患者会产生痛觉，排尿时平滑肌收缩力也有所下降。

膀胱排空时呈锥状，可分为膀胱顶、体、底和颈四部，各部间无明显界限。膀胱腔内黏膜丰富，空虚时形成许多黏膜皱襞，充盈后这些皱襞被展平，膀胱腔内显得很光滑。但在膀胱底的内面有一三角形的区域，此区域因为缺少黏膜下层，黏膜与肌层紧密相连，所以无论在膀胱空虚或膨胀时，始终光滑平坦，称为膀胱三角，膀胱三角的尖向前下续为尿道内口，两侧角为双侧的输尿管口，两侧输尿管口之间的黏膜形成一横行皱襞，称为输尿管间襞。膀胱大体可分为上面、后面和两下外侧面。上面呈三角形，两外侧缘为由顶至外侧角的连线，后缘为两外侧角间的连线。上面与左右外侧面的汇合点为膀胱顶，朝向前上方。膀胱后面又称膀胱底，呈三角形，朝向后下方。下外侧面朝向前外下方，与盆膈相接。膀胱顶向上，沿腹前壁内侧面至脐部有一纤维条索，称脐正中韧带，又名脐尿管索。该条索为胚胎脐尿管遗迹。脐尿管下部的管腔终生存在，其管壁内衬以移行上皮，可与膀胱相通。膀胱顶与膀胱底之间大部称膀胱体。膀胱的最下部，即膀胱后面与左右下外侧缘的会合处为膀胱颈。男性的膀胱颈与前列腺相接，女性的膀胱颈则与尿道和盆膈相接。膀胱颈远端开口称尿道内口，与尿道相接。膀胱上面、下外侧面和底部的会合处为外侧角，其稍下方为输尿管穿入膀胱之处。一般情况下，膀胱仅存有少量尿液时为圆形，而充盈的膀胱可向前上方扩展，呈卵圆形。空虚时膀胱全部位于盆腔内。

男性膀胱底的上部和顶部盖有腹膜，腹膜向后返折到直肠，在膀胱和直肠之间，有腹膜形成直肠膀胱返折。膀胱底的外下方与精囊和输精管相邻，两输精管壶腹之间的三角区称输精管壶腹三角。此三角与直肠壶腹间借增厚的结缔组织相接，该结缔组织称直肠膀胱筋膜。膀胱的上面完全盖以腹膜，并向后与直肠膀胱陷凹的腹膜相连，向两侧与膀胱旁窝的腹膜相连，向前移行于腹前壁脐正中襞。膀胱的上面隔腹膜与乙状结肠和回肠襻相毗邻。下外侧的前上部与耻骨联合和闭孔肌之间的间隙称膀胱前隙。男性此间隙的两侧边缘为耻骨前列腺韧带。膀胱前隙内填有丰富的脂肪和结缔组织，称耻骨后垫，内含丰富的静脉丛，为阴部静脉丛。膀胱外下侧的下部与肛提肌相毗邻。膀胱的外下侧与肛提肌、闭孔内肌及其筋膜间的疏松结缔组织称膀胱旁组织。膀胱颈为膀胱的最下部，位于骨盆下口平面的稍上方，与前列腺的近端相接。膀胱颈通尿道的口称尿道内口。

女性膀胱除下述情况外，其余与男性膀胱的解剖大致相同。女性膀胱底无腹膜覆盖，而借丰富的静脉丛和结缔组织与子宫颈和阴道前壁相毗邻。膀胱的上面全部被覆有腹膜，并与子宫阔韧带的前叶相接。膀胱的后缘相当于子宫内口的平面，其表面覆盖有腹膜，并向后上方移行，位于其后上方的子宫体前面。在膀胱与子宫之间，由腹膜返折形成膀胱子宫陷凹。膀胱的下外侧面大部分无腹膜覆盖，其附近有子宫圆韧带经过。膀胱前隙两侧为耻骨膀胱韧带。膀胱颈直接与尿生殖膈相接，并向下与尿道相接。女性尿道内口较男性低，大约位于耻骨联合后面的中点以下或耻骨联合下缘水平。

膀胱的大小和形态随尿液的充盈不断发生变化，充盈至一定程度，膀胱与腹前壁间的腹膜返折线可上移至耻骨联合上缘水平。

新生儿的膀胱位置比成人高，尿道内口可达耻骨联合上缘水平，大部分位于腹腔内。即使处于排空状态，新生儿的膀胱顶部仍在耻骨联合上缘水平以上。随着年龄的增长，膀胱将逐渐降入骨盆内，青春期左右达成人的位置。

膀胱周围有盆筋膜及其形成的韧带对其起支持作用，维持膀胱在正常的水平。膀胱颈较为固定，在男性有耻骨前列腺韧带将前列腺连接于耻骨，对膀胱颈起着间接固定作用。膀胱的两侧借致密的结缔组织（膀胱侧韧带或侧蒂）与盆内筋膜的腱弓相连。盆筋膜腱弓的前端向下内方，至前列腺并与前列腺包膜的上部相连，称耻骨前列腺侧韧带，该韧带其实为肛提肌前部的筋膜增厚而成。耻骨联合后面近中央处向下后方，有短、厚并坚韧的纤维束，名耻骨前列腺中韧带，该韧带位于左右肛提肌之间（盆膈裂孔）的前部，构成膀胱前隙的底部。女性膀胱颈和尿道上部与耻骨及肛提肌之间也借致密结缔组织相连，称耻骨膀胱韧带，该韧带分 3 条，居中者称耻骨膀胱中韧带，两侧者则称耻骨膀胱侧韧带。耻骨膀胱韧带发育不良是造成女性压力性尿失禁的原因之一。女性膀胱顶借脐中韧带固定于脐部。膀胱底有膀胱静脉丛，汇集成膀胱静脉，由膀胱底外侧缘向后汇入髂静脉。膀胱上面的腹膜与周围结构间的腹膜皱襞称膀胱假韧带，共有 3 条韧带样结构，居中者为脐正中襞，两侧为脐内侧襞，前者内含脐正中韧带（即脐尿管索），后者内含脐内侧韧带（即脐动脉索）。膀胱与盆侧壁之间形成外侧假韧带，骶生殖襞构成后假韧带。

2. 膀胱的周边组织

膀胱的动脉分膀胱上、中、下动脉，膀胱上、下动脉起自髂内动脉前干，膀胱中动脉起自髂内动脉。膀胱的血供还有来自闭孔动脉和臀下动脉的膀胱支，在女性还有来自子宫动脉和阴道动脉的分支。

膀胱的静脉并不与其动脉伴行，这些静脉在膀胱的下外侧和前列腺的两侧形成膀胱静脉丛或膀胱前列腺静脉丛，该静脉丛注入髂内静脉。膀胱静脉丛向后与直肠静脉丛交通，在女性还与子宫阴道静脉丛交通；向前与阴部静脉交通。因此，在行膀胱切除时膀胱静脉丛结扎不牢可造成大出血。

膀胱的淋巴液起源于膀胱黏膜、肌层和肌层外毛细淋巴管网。膀胱底部的淋巴液向上回流，膀胱上部的淋巴液向后外侧集中，汇合后向外上方越过脐内侧韧带，大部分注入髂内淋巴结。膀胱下外侧的淋巴管与上部淋巴管并行。

膀胱受自主神经的支配，神经纤维由来自下腹下丛的交感神经和脊髓 2～4 骶节的盆内脏神经的副交感神经纤维组成并形成膀胱丛。该神经丛分为位于膀胱两侧的膀胱旁丛和膀胱壁内的固有膀胱丛。膀胱大部（主要为膀胱壁肌层）以副交感神经支配为主，起收缩膀胱肌层的作用，而肌层的交感神经纤维稀少，起舒张肌层的作用；膀胱颈及后尿道则以交感神经为主，起收缩膀胱颈的作用。膀胱的感觉神经含有痛觉和本体感觉两种纤维。痛觉纤维主要经过副交感神经，接受来自膀胱壁的过度牵张、结石、炎症和恶性肿瘤的刺激，引起下腹区的疼痛。本体感觉纤维主要传导尿液扩张引起的尿意。

3. 临床意义

膀胱三角为肿瘤和结核的好发部位，有重要的临床意义。膀胱空虚时，膀胱尖不超过耻骨联合上缘；充盈时，膀胱顶则高出耻骨联合平面以上。此时由腹前壁折向膀胱上面的腹膜返折缘也随之上移，使膀胱前下壁直接与腹前壁相接触。因此，当膀胱充盈时，在耻骨联合上方进行膀胱穿刺，可不通过腹膜腔，不会损伤腹膜。

先天性短尿道或尿道缺如的女性患者的膀胱颈不健全，尿道阻力低，常有尿失禁。有一些患者膀胱容量小，膀胱壁薄，膀胱输尿管连接部异常，可能有膀胱输尿管反流。尚有部分患者伴有尿生殖窦和尿道下裂或上裂畸形。施行外尿道或内尿道重建不一定能获得成功，广泛的内外尿道重建术是较适宜的方法，多数患者的尿失禁可以经此治愈。

先天性短尿道或尿道缺如的女性患者，若膀胱颈及输尿管膀胱连接部发育良好，可先施行外尿道重建术，术后无尿失禁可不做内尿道重建术。

（四）前列腺

1. 前列腺的解剖

前列腺为男性生殖器附属腺中最大的实质性器官，仅有一个，由腺体组织和肌性组织组成。尿道的前列腺部穿行于前列腺的实质内。前列腺的分泌物是精液的一种主要成分，有营养和增加精子活动的作用。

前列腺的外形似栗子，质韧，色淡红且稍带灰白色。前列腺的上端宽大，称前列腺底，又名前列腺膀胱面。此面为前列腺最为宽大的部分，前部接膀胱颈，并有尿道在其中穿过；后部有左右射精管贯穿其中。前列腺的下端称前列腺尖，朝向前下方。前列腺尖与前列腺底之间为前列腺体。前列腺体部前面隆凸，后面平坦，朝向后下方。沿前列腺后部正中线有一浅沟，称前列腺沟，此沟上端与前列腺底相交叉，并稍凹陷，此处称前列腺切迹。前列腺底部宽 3.5 cm，前后径和上下径约 2.5 cm。前列腺的前侧近邻耻骨后间隙，并有耻骨前列腺韧带与耻骨下方相连。前列腺的外下侧被肛提肌托起，后侧近邻直肠下段的前壁并隔有直肠膀胱筋膜。射精管从前列腺的后方邻近膀胱处穿入其中，并斜行通过腺体约 2 cm，最后开口于精阜中央的前列腺小囊两侧。前列腺的底部与膀胱颈、精囊腺及输精管壶腹相接，前列腺尖部向前下方与尿生殖膈上筋膜相接，前列腺前面距耻骨联合下缘 2 cm 处有阴部静脉丛、脂肪和疏松结缔组织。前列腺的尖部与尿道相移行，后面借疏松结缔组织和直肠膀胱筋膜与直肠接触。前列腺的下外面与肛提肌前部接触，并有前列腺静脉丛包绕。

前列腺的表面包有由结缔组织和平滑肌构成的被膜，为前列腺固有囊。在前列腺固有囊的外面还包绕着盆内筋膜脏层，称前列腺囊或前列腺包膜。前列腺囊和前列腺固有囊之间有前列腺静脉丛。前列腺囊向前借耻骨前列腺韧带与耻骨联合相连接，前列腺囊的下方与尿生殖膈上筋膜相交织，前列腺囊的后壁即为直肠膀胱筋膜，囊的两侧与膀胱后韧带相连续。肛提肌的前部肌束由耻骨向后附于前列腺囊的两侧，称前列腺提肌。以上这些结构对前列腺的固定均起着很重要的作用。

2. 前列腺的周边组织

前列腺的动脉来自膀胱下动脉。膀胱下动脉的分支分别供应精囊的下后方、膀胱底部和前列腺。供应前列腺的动脉分别形成前列腺的两大血管组，即前列腺尿道组和前列腺包膜组。前列腺尿道组血管于膀胱前列腺结合部后外侧进入前列腺，主要供应膀胱颈和前列腺的尿道周围腺体。前列腺包膜组血管于盆侧筋膜内沿盆壁下行，经过前列腺的后侧壁并发出分支至前列腺的腹侧和背侧，主要供应前列腺的外周部分。从组织学上看前列腺包膜组血管被神经网广泛包裹，因此包膜组的动、静脉血管可作为识别由盆腔神经丛发出的至阴茎海绵体分支的标志。

前列腺的静脉汇入前列腺静脉丛。位于两阴茎海绵体之间和白膜下的阴茎背深静脉穿过尿生殖膈后分成 3 个主要分支，即浅表支和左侧静脉丛、右侧静脉丛。浅表支走行于耻骨前列腺韧带之间，并分布于前列腺和膀胱颈的中部。左右侧静脉丛分布于前列腺的后外侧，并与阴部内静脉、闭孔静脉和膀胱静脉丛有广泛的交通。由于前列腺的静脉丛与盆腔内其他静脉有广泛的交通，任何分支静脉的破裂均可造成严重的出血。

前列腺的淋巴管起自前列腺实质和囊内的毛细淋巴管网。由腺实质内毛细淋巴管网发出的淋巴管，在小叶间结缔组织内与血管伴行，至前列腺囊，在囊内和囊下相互吻合成淋巴管丛。前列腺前部的集合淋巴管沿膀胱上动脉的分支至膀胱的前面，经膀胱前淋巴结和膀胱外侧淋巴结注入髂内淋巴结，有时也直接汇入髂内淋巴结或髂外淋巴结。前列腺的前外侧部的集合淋巴管，向后上方回流，经直肠的外侧注入骶岬淋巴结或骶淋巴结。前列腺的后部集合淋巴管，与精囊腺的淋巴管汇合，沿输精管并越过脐动脉注入髂内淋巴结，或沿膀胱下血管汇入骶淋巴结。髂外淋巴结有 3 个淋巴链。外侧链由 3 ～ 4 个淋巴结组成，位于髂外动脉的外侧；中链有 2 ～ 3 个淋巴结，位于髂外静脉的前面；内侧链由 3 ～ 4 个淋巴结组成，位于髂外静脉的下方。内侧链有一附属淋巴链，位于闭孔神经周围，即闭孔神经淋巴结，一般认为此组淋巴结为前列腺癌淋巴转移的第一站，而解剖学家所描述的"真正"闭孔淋巴结则位于闭孔水平，只有 7% 的人有此淋巴结，被认为无任何临床意义。

前列腺的神经主要来自盆腔神经丛，该神经丛位于腹膜后直肠两侧，距肛门 5 ～ 11 cm。从矢状面看盆腔神经丛位于精囊顶部水平。此神经丛由来自第 3 ～第 4 骶椎的副交感神经节前输出神经纤维和来自第 11 胸椎至第 2 腰椎的交感神经纤维组成，供应膀胱及前列腺的膀胱下动脉分支穿过其中，故结扎所谓的膀胱侧蒂时，如结扎部位靠近膀胱侧韧带的中部则可损伤由盆腔神经丛至前列腺、尿道及阴茎海绵体的神经。

来自盆腔神经丛的分支在前列腺周围组成前列腺神经丛，此神经丛含有副交感神经纤维和交感神经纤维。多数神经纤维于前列腺底部之上离开血管神经束，并于脂肪组织内向内侧成扇形进入前列腺囊。部分神经纤维继续内行越过前列腺底部支配前列腺的中央区。而其他神经纤维继续远行成一斜角进入前列腺包膜。有少部分神经纤维下行至前列腺尖部，并直接穿入前列腺包膜。在前列腺实质内，一些小的神经分支位于腺导管及腺泡附近，而其他神经纤维则在基质内平滑肌束之间形成神经丛。支配前列腺平滑肌的神经既有胆碱能神经，又有去甲肾上腺素能神经。胆碱能神经也支配前列腺包膜的平滑肌。一般认为前列腺内的副交感神经刺激腺泡的分泌，而交感神经则促使精液排入尿道内。目前已发现交感神经对前列腺平滑肌的控制具有重要的作用，α-受体阻滞剂治疗前列腺增生即基于此原理。前列腺内还有许多含神经多肽的神经纤维，如血管活性多肽（VIP）、神经多肽 Y（NPY）、P 物质（SP）、降钙素基因相关肽（CGRP）和 m-ENK/1-ENK 等。这些神经多肽起着神经调节因子或神经介质的作用。

3. 临床意义

前列腺分为中央区、外周区和移行区。在两个射精管与尿道内口至精阜之间的前列腺组织呈圆锥状，称为中央区，约占 25%；在中央区周围的组织为外周区，此区较大，约占 70%；移行区位于精阜之上、尿道周围，约占前列腺的 5%。中央区与外周区之间有明显的界线。中央区腺管分支复杂，细而密，上皮细胞密集；外周区腺管分支粗而简单，上皮细胞较稀疏。外周区是前列腺炎和前列腺癌最常发生的区域，而移行区则是前列腺增生的易发部位。尿道周围还有一些腺体，主要由纤维和平滑肌组织构成，称为尿道周围腺体区，也是前列腺增生的发源地。既往所称前列腺两侧叶增生实际上为移行区腺体增生；中叶增生实际上为尿道周围腺体增生，多数突入膀胱。而中央区一般不发生前列腺癌和前列腺增生。前列腺尿道前面的肌纤维组织在精阜平面近端的平滑肌增强，形成前列腺前括约肌，可能有防止逆行射精的功能。

第二章　泌尿外科临床诊断技术

第一节　专科查体

一、一般观察

体质虚弱和皮肤色素沉着过深者，应考虑为肾上腺皮质功能低下。外生殖器和下肢水肿，常提示心功能不全、肾衰、肾病综合征、盆腔或腹膜后淋巴结的梗阻。泌尿生殖系统肿瘤患者，可有锁骨上淋巴结肿大，腹股沟淋巴结肿大可继发于阴茎、尿道肿瘤或性传播疾病。查体顺序为肾、输尿管、膀胱、尿道、外生殖器、精囊及前列腺。

二、肾区的检查

（一）视诊

以立位为佳，检查双侧上腹部及腰部是否膨隆，有无肿物，脊柱是否弯曲，有无腰大肌刺激征象。

（二）触诊

检查者用双手触诊法，即一手平贴于患者脊肋角处并用力托起，另一手在同侧的肋腹部，随患者深呼吸而轻缓地触诊肾脏。正常肾脏不能触及，消瘦者偶可触及右肾下极。肾下垂者可触及。触及肾脏肿大时，应考虑肾积水、肾积脓、囊肿、肿瘤等。

（三）叩诊

检查者左手掌平放于背部肾区，右手握拳轻叩，有叩击痛时，提示该侧肾脏或肾脏周围有炎症。肾或输尿管结石在绞痛发作时，叩击痛呈阳性。

（四）听诊

受检者做深吸气动作时，如其上腹部或腰部可闻及收缩期杂音，应考虑是否有肾动脉狭窄或动脉瘤等病变。

三、输尿管的检查

正常输尿管位于腹后壁脊柱两侧，一般不能触及，当输尿管有肿瘤、结核或结石时，在腹壁薄的患者，偶尔能触摸到条索状肿物及局部压痛点。输尿管有炎症时，沿其行径有压痛。常见有 3 个压痛点：①上输尿管点，位于腹直肌外缘平脐处；②中输尿管点，位于髂前上棘水平腹直肌外缘，相当于输尿管第二狭窄处；③下输尿管点，可通过直肠或阴道进行检查。

四、膀胱的检查

膀胱位于盆腔内，空虚时不易触及。当膀胱内贮有 300 mL 以上的尿液时，可在下腹部耻骨上发现膨胀的膀胱。

（一）视诊

下腹部有无局部膨隆，如有，应注意其大小、形态、部位及与排尿的关系。

（二）触诊

一般采用单手滑行触诊法。患者取仰卧位，两腿屈起，医生位于其右侧，以右手自脐开始向耻骨方向触摸，触及肿物后，应详查其性质，以便鉴别是否为胀大的膀胱。胀大的膀胱多为积尿所致，故触之有囊性感，不能被推移，呈横置的椭圆形或球形，下界因隐于耻骨后而触不清楚，按压时有尿意，排空膀胱后肿物缩小或消失。这一点可以和卵巢囊肿或妊娠子宫相鉴别。膀胱尿量低于 150 mL时一般不能触及，大于 500 mL 时较易观察。

膀胱双合诊最好在麻醉下进行，这种方法一般能确定膀胱肿瘤或盆腔肿瘤的范围。膀胱双合诊除可以了解肿物大小和浸润的范围，还能了解膀胱的活动度，以及判断手术切除病灶的可能性，这是影像学检查所不能替代的。

（三）叩诊

患者充盈膀胱，有囊性感，叩之呈浊音。不能排尿或排尿后仍为浊音，则提示有尿潴留，常见于良性前列腺增生或神经源性膀胱等疾病。叩诊为实音可见于膀胱内巨大肿瘤或结石。

五、外生殖器官的检查

男性的外生殖器官包括阴茎、阴囊、睾丸、附睾及精索，其检查包括视诊和触诊两种。

（一）视诊

（1）阴毛。检查分布情况，与实际年龄、性别是否相符合。

（2）阴茎。检查大小与年龄是否相称，有无包茎或包皮过长，尿道外口是否狭窄、开口部位有无异常及有无脓性分泌物，龟头有无溃疡、瘢痕、新生物，阴茎勃起时有无弯曲。

（3）阴囊。检查两侧阴囊的大小、形状是否对称，皮肤有无炎症及瘘管的形成。肿大的阴囊于平卧后是否消失。

（二）触诊

（1）阴茎。检查包皮能否翻起，分开尿道外口看有无狭窄、瓣膜及溃疡，阴茎海绵体内有无硬结、压痛。

（2）阴囊。检查有无疼痛、是否肿大等。当阴囊内有肿块时，应注意肿块的大小、硬度，与睾丸、附睾及精索的关系，表面是否光滑，有无弹性，可否还纳，透光试验情况（鉴别鞘膜积液与疝）。

（3）阴囊内容物。检查双侧睾丸的大小、位置、硬度、形状、重量及感觉有无异常（鉴别肿瘤与急性睾丸炎）；附睾有无肿大、结节、压痛（鉴别急性附睾炎、慢性附睾炎及附睾结核）；有无精索静脉曲张，若曲张，要检查平卧时是否消失；输精管是否增粗或呈结节状；腹股沟浅环是否增大，腹股沟有无肿物（鉴别正常淋巴结、淋巴结炎及阴茎癌腹股沟淋巴结转移）。

六、肛门指诊和前列腺检查

（一）体位

肛门指诊和前列腺检查的常用体位有直立弯腰位、膝胸位、侧卧位或截石位等。

（二）方法

检查前患者应排空尿液，必要时观察排尿过程。检查者戴手套，食指涂以润滑剂，先用食指在肛门口按压一会，然后送进一个指节，待肛门松弛后，再进一步深入。肛门的松弛和痉挛程度可以反映尿道括约肌的状态。

（三）检查要求

1. 常规检查

（1）检查会阴部感觉和肛门括约肌的张力有无异常。神经源性膀胱患者肛门括约肌松弛，会发生尿失禁。

（2）检查直肠壁有无硬块和触痛。直肠癌、膀胱癌肿浸润直肠和巨大的膀胱结石均可触及硬块。膀胱周围脓肿可触及肿块并且伴有压痛。

（3）检查前列腺大小、形态、硬度、活动度及有无硬结或压痛。正常时，前列腺大小及形状像栗子，质韧而有弹性，左、右两叶之间可触及前列腺沟。良性的前列腺增生多有前列腺沟消失，表面光滑、质韧，无压痛及粘连。前列腺肿大且有明显压痛，多见于急性前列腺炎。前列腺肿大、质硬、表面有结节者，则考虑前列腺癌。触诊时同时做前列腺按摩，留取前列腺液。

2. 前列腺液的检查

（1）取样方法。嘱患者排尿后，检查者右手食指套上指套，涂润滑剂后置于肛门外，嘱患者张口并放松肛门，待其适应后再慢慢插入，食指尽量插入直肠内。摸准前列腺及精囊后，开始按摩。按摩时用力适中均匀，先从上向下按摩前列腺左右两叶各 2～3 次，或从前列腺的两侧向中线各按压 2～3 次，然后由中线向肛门口按压 2～3 次，挤压会阴部尿道，前列腺液便从尿道口流出或滴出。如未获得，可再重复 1 次，如仍未获得，则应下次再做按摩，不可强求收集到标本，以免损伤直肠黏膜或过度挤压导致病原菌感染。取样时，应将流出尿道口的第一滴前列腺液弃去，以后滴出者用玻璃片收集做涂片检查。

（2）检查内容与临床意义。

①颜色：正常情况下为淡乳白色稀薄液体。

②数量：数滴至 1 mL。

③细胞检查：正常情况下白细胞 < 10 个 /HPF，升高则考虑前列腺炎；红细胞 < 5 个 /HPF，少量上皮细胞，偶见特有的颗粒细胞，癌细胞阴性。

④卵磷脂小体测定：正常情况下量多，均匀分布并布满视野。存在前列腺炎

时，卵磷脂小体常减少或消失，且分布不均匀。

⑤细菌学检查：正常情况下为阴性，阳性结果可见于前列腺炎和尿路感染。

3. 精囊的检查

位于前列腺外上方，正常时柔软、光滑，一般不易触及。有炎症时，可触及条索状肿胀并有压痛。当前列腺结核累及精囊时，可触及精囊表面呈结节状。前列腺癌累及精囊时，可触到不规则的硬结。

第二节　实验室检查

一、泌尿外科临床常见实验室检查

（一）尿常规检查

1. 尿比重

正常尿比重为 1.015～1.025，糖尿病患者整夜排尿或严重颅内创伤使用抗利尿激素尿比重可低于 1.010。

2. pH

正常晨尿 pH 值约 6.5。尿酸结石患者尿 pH 值很少超过 6.5。分解尿素的微生物（如变形杆菌）所引起的泌尿系统感染，尿 pH 值常超过 7.0。

3. 蛋白质

长期发热和过度体力劳动是暂时性蛋白尿的原因。尿蛋白持续高水平（> 150 mg/24 h）提示存在肾小球疾病或肾肿瘤。

4. 葡萄糖

尿糖阳性可分为暂时性和病理性，暂时性的尿糖多见于应激反应，病理性的尿糖则多见于胰腺疾病、肝脏疾病或高血压。另外服用大量阿司匹林、抗坏血酸或先锋霉素等也可造成假阳性结果。

5. 血红蛋白

尿游离血红蛋白或肌红蛋白可出现假阳性结果。

6. 亚硝酸盐

阳性提示病原菌个数> 10^5 个 /mL。摄取维生素 C 也可造成假阳性结果。

（二）尿液的显微镜检查

1. 白细胞

如果尿液白细胞数量增多，超过 5 个 /HPF，称为镜下脓尿。

2. 红细胞

尿中存在红细胞表示存在异常，需进一步行脱落细胞学的检查。

3. 上皮细胞

尿液经尿道口时被污染，可出现鳞状上皮细胞，一般无临床意义。

4. 管型

正常尿液中偶见透明管型。细胞管型提示肾实质疾病；白细胞管型提示肾盂肾炎；红细胞管型是肾小球肾炎或血管炎的特征性病变；颗粒管型多由变性上皮细胞、白细胞或蛋白质转变而成，表明肾小管有病变。

5. 尿脱落细胞学检查

该检查对于尿路Ⅱ级、Ⅲ级上皮肿瘤和原位癌的准确率较高。根据巴氏五级分类法，有血尿史或怀疑其肾盂占位一般需要进行此项检查，见表 1。

表 1　巴氏五级分类法

级别	表现
Ⅰ 级	未见非典型或异常细胞
Ⅱ 级	有非典型细胞，但无恶性象征
Ⅲ 级	有可疑恶性细胞
Ⅳ 级	有癌细胞
Ⅴ 级	有癌细胞，形态典型

6. 尿液的细菌学检查

尿液细菌检查是对尿路感染的检查，一般用于明确泌尿系统感染的病原菌类型。

取清晨第 1 次新鲜中段尿沉渣涂片，每高倍镜视野下菌落数 < 10 个或无细菌，则通常中段尿培养阴性或菌落数 < 10^3 CFU/mL ；细菌数为 15 ～ 20 个，则中段尿培养菌落数 > 10^5 CFU/mL。菌落计数 < 10^4 CFU/mL 认为无意义或污染；菌落数 > 10^5 CFU/mL 可作为尿路感染诊断的根据；菌落数为 10^4 ～ 10^5 CFU/mL 表示可疑感染。

将 24 h 尿液浓缩作直接涂片，抗酸染色后作抗酸杆菌检查，阳性率在 50% ～ 70%，但包皮垢杆菌、草分枝杆菌也是经常在尿液中存在的抗酸杆菌，因此尿液中的抗酸杆菌并不等于结核分枝杆菌。反复多次检查均能找到同样的抗酸杆菌，结合临床病史与体征，对肾结核的诊断有一定的参考意义。尿结核分枝杆菌培养对肾结核的诊断有决定作用。尿液培养结核分枝杆菌阳性，即诊断肾结核。但尿结核分枝杆菌培养时间较长，需 1 ～ 2 个月才能得到结果，其阳性率可高达 90%。

（三）粪常规检查

1. 显微镜检查

异常情况有 3 种：①发现红细胞，见于下消化道出血、肠道炎症、肠结核、结肠肿瘤等；②发现白细胞或脓细胞，见于肠道炎症，其数量多少一般可反映肠道炎症的严重程度；③发现寄生虫卵，见于肠道寄生虫病。

2. 隐血试验

上消化道出血量少于 100 mL 时，肉眼及镜检不能发现粪便内的血液，此时应借助隐血试验进行诊断。正常人在忌食动物血和绿叶菜后，隐血试验结果应为阴性，若忌食上述食物隐血试验结果仍持续阳性，则提示上消化道慢性出血。

（四）血常规检查

1. 红细胞计数

正常参考值为男（4.0 ～ 5.5）×10^{12}/L，女（3.5 ～ 5.0）×10^{12}/L。

红细胞减少多见于各种贫血，如急、慢性再生障碍性贫血，缺铁性贫血等。

2. 血红蛋白测定

正常参考值为男 120 ～ 160 g/L，女 110 ～ 150 g/L。

血红蛋白降低主要见于手术后、大量失血、贫血、白血病等；血红蛋白增高主要见于肺气肿、肺心病、呕吐、腹泻、大面积烧伤等。术前血红蛋白一般要高于 90 g/L，如低于该值，则需输血治疗。

3. 白细胞计数

正常参考值为成人（4 ～ 10）×10^9/L，新生儿（15 ～ 20）×10^9/L。

病理性白细胞增高多见于急性化脓性感染、尿毒症、组织损伤、急性出血等。病理性白细胞减少多见于再生障碍性贫血、某些传染病、肝硬化、脾功能亢进、放化疗等。白细胞计数 < 0.5×10^9/L 提示患者感染风险极大，要仔细监测。

当白细胞计数 $< 3.0 \times 10^9/L$，应了解白细胞分类，做进一步检查。泌尿外科术后患者白细胞计数一般都会升高，需根据患者的具体情况来判断有无感染。若术后发热伴白细胞计数升高，应警惕是否有术后感染。

4. 血小板计数

正常参考值为（100 ～ 300）$\times 10^9/L$。

血小板计数增高见于血小板增多症、脾切除后、急性感染、溶血、骨折等疾病。血小板计数减少见于尿毒症、再生障碍性贫血、急性白血病、原发性或继发性血小板减少性紫癜、脾功能亢进等疾病。

（五）凝血功能检查

凝血功能为手术前必查项目，也是血栓前检查项目及监测临床口服抗凝药物患者用药效果的项目。目的是在术前了解患者的止血功能有无缺陷，以便有所准备，防止术中大出血。

1. 活化部分凝血活酶时间（APTT）

正常值为 25 ～ 37 s，与正常值对照超过 10 s 为异常。主要反映内源性凝血系统状况，常用于监测肝素用量。肝素治疗的监护应维持 APTT 在正常对照的 1.5 ～ 3.0 倍。延长见于凝血因子Ⅷ、因子Ⅸ和因子Ⅺ水平减低；缩短常见于高凝状态，如 DIC、血栓性疾病。

2. 凝血酶原时间（PT）

正常值为 1 ～ 14 s，与正常值对照超过 3 s 为异常。主要反映外源性凝血系统状况。延长见于先天性凝血因子Ⅱ、Ⅴ、Ⅶ、Ⅹ缺乏及纤维蛋白原缺乏，也可见于获得性凝血因子缺乏，如维生素 K 缺乏、严重的肝脏疾病、纤溶亢进、DIC、口服抗凝剂等；缩短则见于血液高凝状态和血栓性疾病等。

3. 血浆纤维蛋白原测定

正常值为 2 ～ 4 g/L。主要反映纤维蛋白原的含量。升高常见于急性肾炎、尿毒症、外科手术后及糖尿病等；降低多见于肝硬化、DIC、原发性纤溶症等。

4. 凝血酶时间（TT）

正常值为 12 ～ 16 s，与正常值对照超过 3 s 则为异常。主要是测纤维蛋白原转为纤维蛋白的时间。延长常见于 DIC 纤溶亢进期，缩短无临床意义。

5. D- 二聚体

D- 二聚体检测在临床上用于排除静脉血栓性疾病。外科手术时，D- 二聚体也会相应增高。原发性纤溶症时，D- 二聚体不升高且呈阴性反应；继发性纤溶症时，D- 二聚体增高且呈阳性反应。

（六）肝功能检查

1. 谷丙转氨酶（ALT）

正常值< 40 U/L，是诊断肝细胞实质损害的主要项目，其高低往往与病情轻重相联系。ALT 缺乏特异性。有多种原因能造成肝细胞膜通透性的改变，如疲劳、饮酒、感冒甚至情绪因素等，上述原因造成的 ALT 增高一般不会> 60 U/L。ALT > 80 U/L 可有诊断意义。

2. 谷草转氨酶（AST）

AST 的正常值为 0 ～ 40 U/L。当 ALT 明显升高，AST/ALT > 1 时，提示有肝实质的损害。AST 在肝细胞内与心肌细胞内均存在，且在心肌细胞中含量高于肝细胞，常作为心肌梗死和心肌炎的辅助检查，但肝脏损害时 AST 血清浓度也可升高。

转氨酶是衡量肝功能的重要指标，术前转氨酶不能超过正常值上限的 2 倍。

3. 碱性磷酸酶（ALP）

正常值为 40 ～ 150 U/L。ALP 主要用于阻塞性黄疸、肝癌、胆汁淤积性肝炎等的检查。但由于骨组织中此酶亦很活跃，孕妇、骨折愈合期、骨软化症、佝偻病、骨细胞癌、骨质疏松、肝脓肿、肝结核、肝硬化、白血病、甲状腺功能亢进时，血清 ALP 亦可升高，应加以鉴别。

4. γ- 谷氨酰转移酶（GGT）

健康人血清中 GGT 水平一般小于 50 U/L。GGT 在反映肝细胞损害方面不及 ALT，但在黄疸鉴别方面有一定意义。当患者有肝脏内排泄不畅和肝外梗阻等疾病，急、慢性病毒性肝炎，肝硬化和急性乙肝时，GGT 呈中度升高。当患者在慢性乙肝、肝硬化的非活动期，酶活性正常，若 GGT 持续升高，提示病情波动或病情恶化。在急、慢性酒精性肝炎，药物性肝炎时 GGT 可呈明显或中度以上升高，即 300 ～ 1000 U/L，而 ALT 和 AST 仅轻度增高，甚至正常。酗酒者戒酒后 GGT 可随之下降。其他如中毒性肝病、脂肪肝、肝肿瘤 GGT 均可升高。

5. 血清总蛋白（STP）、白蛋白（A）和球蛋白（G）

血清总蛋白正常值为 60 ～ 80 g/L，白蛋白正常值为 35 ～ 55 g/L，球蛋白正常值为 20 ～ 30 g/L，A/G 为（1.5 ～ 2.5）：1。在慢性乙肝、肝硬化时常出现白蛋白减少而球蛋白增加，使 A/G 比例倒置。白蛋白主要在肝脏中制造，白蛋白降低主要见于体内水分过多、各种渠道的血清蛋白丢失、肾病综合征等。尿毒症和肿瘤的患者要格外注意检测其白蛋白。对于泌尿外科，大手术后的患者要格外注意检测其白蛋白量，如全膀胱手术术后患者白蛋白一般都会低于正常值，需外源性补充白蛋白。

6. 血清总胆红素（STB）和直接胆红素（DB）

总胆红素的正常值为 1.71 ～ 17.1 μmol/L，直接胆红素的正常值为 1.71 ～ 7.0 μmol/L，间接胆红素的正常值为 1.7 ～ 13.7 μmol/L。临床上主要用于诊断肝脏疾病和胆道梗阻，当血清总胆红素有很大增高时，患者的皮肤、巩膜等呈现黄色，称黄疸。当肝脏发生炎症、坏死、中毒等损害时均可以引起黄疸，胆道疾病及溶血性疾病也可以引起黄疸。以直接胆红素升高为主常见于原发性胆汁性肝硬化、胆道梗阻等。以间接胆红素升高为主多见于溶血性疾病、新生儿黄疸及输血错误等。直接胆红素与间接胆红素均升高者多见于肝炎或肝硬化患者。术后检测患者直接胆红素和总胆红素，若两者同时升高，注意是否为胆系梗阻。

（七）肾功能的检查

1. 血肌酐（SCr）

检测血肌酐是临床上常用的了解肾功能的主要方法之一，也是肾脏功能的重要指标。血肌酐升高意味着肾功能的损害。肌酐是骨骼肌中肌酸的最终代谢产物，主要由肾小球滤过排出体外。血肌酐一般认为是内生血肌酐，内生肌酐是人体肌肉代谢的产物。

血肌酐正常值标准为 44 ～ 133 μmol/L。当血肌酐 > 133 μmol/L 时意味着肾脏出现损伤，已经出现肾功能不全或肾衰竭；血肌酐 > 186 μmol/L 为肾功能损伤期；血肌酐 > 451 μmol/L 为肾功能衰竭期；血肌酐 > 707 μmol/L 表示已到晚期（尿毒症）。

2. 血尿素氮（BUN）

尿素氮是人体蛋白质代谢的终末产物，完全由肾脏排泄。血尿素氮的水平反映了肾小球的滤过率，但其水平受多因素影响，如高热、感染、消化道出血、脱水、高蛋白饮食均可致 BUN 升高，故 BUN 升高不一定表示肾小球功能受损，需认真鉴别其升高的原因。肾功能正常时 BUN/Cr 通常为 10 ∶ 1。当 BUN > 25 mg/dL（8.9 mmol/L）时，即可诊断为氮质血症。当发生氮质血症且 BUN/Cr 增高时，常说明此氮质血症是肾前性因素引起（即各种原因引起的肾血流量下降）。脱水者和双侧尿路梗阻者或尿外渗者 BUN/Cr 可为（20 ～ 40）∶ 1。氮质血症同时伴 BUN/Cr 下降，多为肾脏本身的实质性疾病所致。BUN/Cr 有助于鉴别氮质血症是肾前性因素还是肾性因素引起。

（八）激素检查

1.性激素系列

（1）睾酮（T）。促进男性副性征和性器官的发育成熟，维持健康的性功能活动和繁衍功能。女性需要睾酮支持机体的正常生长，且睾酮并不干扰女性的性征及生育功能。

睾酮浓度增高，常见于睾丸良性间质细胞瘤、先天性肾上腺皮质增生症、真性性早熟、男性假两性畸形、女性男性化肿瘤、多囊卵巢综合征、皮质醇增多症、应用促性腺激素、肥胖以及晚期孕妇。睾酮浓度降低见于男性性功能低下、原发性睾丸发育不全、性幼稚、高催乳素血症、垂体功能减退、系统性红斑狼疮、甲状腺功能减退。

（2）雌二醇（E_2）。雌二醇增高的原因有卵巢颗粒层细胞瘤、卵巢多胚瘤、卵巢脂肪样细胞瘤、性激素生成瘤、心肌梗死、心绞痛、冠状动脉狭窄、系统性红斑狼疮、肝硬化、男性肥胖症等。雌二醇降低的原因有卵巢缺如或发育低下、原发性卵巢衰竭、卵巢囊肿、垂体性闭经、不孕、甲状腺功能减退、甲状腺功能亢进、库欣综合征、Addison 病、恶性肿瘤、较大范围的感染、肾功能不全、脑及垂体的局灶性病变等。

（3）催乳素（PRL）。催乳素瘤是引起高催乳素血症的常见病因，也是垂体肿瘤的常见原因之一。

（4）孕酮。增高常见于先天性肾上腺皮质增生、卵巢肿瘤、葡萄胎。降低常见于流产、闭经泌乳综合征等。

（5）卵泡刺激素（FSH）、黄体生成素（LH）。监测卵泡早期两者的水平，可以初步判断性腺轴的功能，且 FSH 更加敏感。

2.肾上腺激素系列

（1）醛固酮。其增高见于原发性醛固酮增多症、继发性醛固酮增多症、肾性高血压、双侧肾上腺增生、肾上腺癌、长期口服避孕药、充血性心力衰竭、肾病综合征、肝硬化伴腹水、多发性肾囊肿等。其降低见于原发性低醛固酮症、继发性低醛固酮症、腺垂体功能减低、肾上腺皮质功能不全、皮质醇增多症、恶性葡萄胎、死胎、流产、18-羟类固醇脱氢酶缺乏症、18-羟化酶缺乏症等。

（2）血管紧张素Ⅰ和血管紧张素Ⅱ。两者可出现生理性升高和病理性降低。生理性升高，见于低钠饮食、月经周期黄体期、妊娠等。生理性降低见于高钠饮食、月经周期卵泡期等。病理性升高见于继发性醛固酮增多症、肾血管瘤、单侧肾动脉狭窄、肾上腺功能低下、嗜铬细胞瘤、肾炎、口服避孕药、甲亢、充血性心力衰竭等。病理性降低见于类固醇治疗、原发性高血压等。

（3）皮质醇。日分泌节律是其影响因素，因此必须分别在上午 8：00 和下午 4：00 取静脉血。采血前至少安静休息 30 min。血样不需抗凝或用肝素、EDTA 抗凝，尽快分离血浆，4 ～ 25 ℃可稳定 1 周，长期保存须冷冻。需考虑或排除药物和应激状态对其分泌的影响。

其增多见于库欣病、垂体 ACTH 肿瘤、异位 ACTH 分泌肿瘤、异位 CRH 分泌肿瘤、肾上腺皮质功能亢进、腺垂体功能亢进症、单纯性肥胖、急性心肌梗死、脑血管意外、应激状态（手术、创伤、大量出血、寒冷等）、神经性畏食、抑郁症、低血糖反应、使用 ACTH 制剂、全身消耗性疾病、肝硬化等。

其降低则见于慢性肾上腺皮质功能减退症、腺垂体功能减退并继发性肾上腺皮质功能低下症、先天性肾上腺皮质功能低下症、肾上腺切除术后、药物性降低（如使用水杨酸类、苯妥英钠等）、合成皮质类固醇的使用等。

（4）肾上腺素和去甲肾上腺素。肾上腺素和去甲肾上腺素升高常见于持续刺激神经、精神紧张、寒冷、长期给予利血平治疗、嗜铬细胞瘤等。

（九）泌尿外科肿瘤标志物检查

1. 前列腺肿瘤标志物

前列腺特异性抗原（PSA）是前列腺腺泡和导管上皮细胞产生的糖蛋白。血清中大部分 PSA 是结合的 PSA，极少部分以游离形式存在。临床上测定 PSA 主要是测定总 PSA（tPSA）。PSA 是前列腺癌最敏感的瘤标，也是前列腺癌诊断、疗效观察、追踪复发的最佳指标。但要注意，前列腺增生患者的 PSA 与前列腺癌的 PSA 有部分重叠区。血清 PSA 正常值为 0 ～ 4 ng/mL。

2. 睾丸肿瘤标志物

（1）甲胎蛋白（AFP）。其在进展的非精原细胞瘤患者血中阳性率为50% ～ 70%，卵黄囊瘤患者血清 AFP 几乎都升高。

（2）人绒毛膜促性腺激素 – β 亚基（β–HCG）。40% ～ 60% 非精原细胞瘤患者会出现 β–HCG 升高，绒癌患者几乎都会出现 β–HCG 升高。

（3）乳酸脱氢酶（LDH）。主要用于转移性睾丸肿瘤患者的检查，特异性不高，与肿瘤体积有关，80% 的进展性睾丸肿瘤患者会出现 LDH 升高。

第三节 影像学检查

一、泌尿系统 X 线检查

(一)尿路平片

尿路平片(KUB 平片)是不用任何造影对比剂的 X 线检查,临床上常写为 KUB 平片,是一种无痛苦、简单而常用的检查方法。摄片前必须做好肠道准备,目的是清除肠道内的气体和粪便,以确保影像质量。摄片范围应包括双侧肾区、输尿管行程、膀胱区和耻骨上缘。必要时为确定结石、钙化阴影的深浅位置,可加摄侧位相。在尿路部位发现高密度致密影应考虑结石、结核或肿瘤的钙化,注意应与腹腔淋巴结钙化、胆囊结石及盆腔静脉结石相鉴别。

1.适应证

(1)观察肾脏的位置、轮廓、大小和形状。

(2)观察泌尿系统有无结石、钙化阴影,以提示有无必要行进一步造影检查。

(3)观察腰部软组织、脊椎、骨盆骨骼等情况。如肾周围脓肿病变,能显示典型的患侧腰大肌阴影消失的征象。

(4)行泌尿系统造影 X 线检查前,常先摄 KUB 平片,作为对照的资料。

2.禁忌证

(1)免疫力低下的患者要避免进行 X 线的检查。

(2)孕妇,尤其是怀孕早期者要禁止进行 X 线的检查。

(3)严重血液病的患者要禁止进行 X 线的检查。

3.检查前准备

应简单向患者说明检查的目的和需要配合的姿势,以消除患者进入暗室的恐惧心理。指导患者应尽量除去透视部位的厚层衣物及影响 X 线穿透的物品,如发夹、金属饰物、膏药、敷料等,以免干扰检查结果,影响诊断治疗。

4.操作方法

(1)应按常规作摄片前的肠道准备,急症病例虽可随时摄片,但常因肠道内积气较多而无助于诊断。

(2)患者取立位,不用任何造影剂,单纯做 X 线摄片。

（二）排泄性尿路造影

排泄性尿路造影操作时由静脉注入含碘造影剂。造影剂主要通过肾脏排泄，经过肾小球过滤、肾小管浓缩后，自肾集合管排出。含有造影剂的尿自肾盏排到肾盂、输尿管及膀胱时均可使相应器官显影，应掌握恰当的时间，进行 X 线摄片。造影剂一般用碘剂，故使用前应做碘过敏试验。造影时，造影室应常规准备肾上腺素、地塞米松等急救药品。

1. 适应证

（1）疑有尿路病变，如血尿、结石、肿瘤、结核、畸形、炎症、积水、萎缩和排尿功能紊乱等。

（2）泌尿系统手术的术前准备，了解肾盂、肾盏的形态和肾脏功能。

（3）泌尿系统一些成形手术术后疗效的随访。

2. 禁忌证

（1）对碘过敏。

（2）肾功能严重损害，血肌酐在 265.2 μmol/L 以上，血肌酐清除率小于 20 mL/min，用一般常规剂量造影不易得到清晰显影。

（3）肝功能严重障碍、心血管功能不全或全身极度衰竭。

（4）甲状腺功能亢进。

（5）妊娠期间，除非特殊必要，否则一律不做造影检查。

3. 术前准备

（1）常规肠道准备。当日早晨禁食，造影前 4 ~ 6 h 禁饮水，有助于增强显影浓度。

（2）造影前排空小便。

（3）碘过敏试验。静脉注射 30% 造影剂 1 mL，观察 15 min，如出现恶心、呕吐、胸闷、眩晕、心慌、荨麻疹等则为过敏。

（4）检查前应由患者签署知情同意书。

4. 操作方法

（1）常规排泄性尿路造影。①患者卧于 X 线检查台上，先摄 KUB 平片。②下腹部两侧加压固定，压迫两侧输尿管，阻止肾内尿液流入膀胱。③静脉注射造影剂 20 mL，5 min 内注射完毕。④一般在注射造影剂后第 7 min 和第 15 min，观察肾盏、肾盂显影情况。⑤怀疑肾下垂时，摇转 X 线检查台使患者呈直立或斜坡位，解除下腹部压迫，观察输尿管有无反流现象。

（2）延迟排泄性尿路造影。常规造影方法第 15 min 不能显影时，可至第 30 min、第 60 min、第 90 min 或第 120 min 等不同时间摄延迟造影片。

（3）大剂量排泄性尿路造影。常规排泄性尿路造影显影不满意时可用此法，对肾功能不良、肾性高血压、肾下垂及需要观察全泌尿系统者均有重要价值。

（三）逆行肾盂造影

1. 适应证

适用于有排泄性尿路造影禁忌证的患者或排泄性尿路造影显示不清晰时，亦可以注入气体作为阴性对比。逆行肾盂造影是经膀胱将输尿管导管插入输尿管，注入造影剂，使肾盏、肾盂、输尿管显影。逆行肾盂造影的优点：肾盂、肾盏充盈良好，显影清晰，有利于对细微结构的观察；对肾功能不良的病例仍能使其显影；行膀胱检查时，还可以了解膀胱及输尿管的情况。

2. 禁忌证

逆行肾盂造影属于创伤性检查，可引起痉挛、肾绞痛，且有上行性感染的危险，故临床上一般仅用于排泄性尿路造影达不到诊断目的的病例的检查。

3. 术前准备

同排泄性尿路造影的术前准备。

4. 操作方法

（1）按常规将输尿管导管经膀胱镜插入输尿管后，可先摄腹部平片一张，以明确导管位置，并可代替 KUB 平片使用。输尿管导管尖端应放置于肾盂与输尿管交界部。

（2）每侧注入造影剂 7 ～ 10 mL 或以患者感到腰部稍有胀痛为止。

（3）立即冲洗胶片，如肾盏充盈不佳，可重复造影。

（4）放射科医生应在拔管之前，决定是否有必要对其他位置进行摄片，待确定造影满意后方可拔出导管。

（5）如需检查输尿管，可边退导管边注入造影剂，导管退至输尿管下端时立即摄片。

（四）膀胱造影

膀胱造影有排泄性与逆行性两种。排泄性尿路造影时，造影剂排入膀胱后摄片，为排泄性膀胱造影。逆行性膀胱造影是将造影剂或空气注入膀胱内摄片，以观察膀胱形态、大小及其邻近器官的关系。

1. 适应证

（1）膀胱本身病变，如肿瘤、憩室、结石、挛缩、瘘管、损伤等。

（2）膀胱颈部有梗阻病变，如前列腺增生。

（3）膀胱功能病变，如神经性膀胱、尿失禁、膀胱 – 输尿管反流。

（4）膀胱邻近器官病变，如盆腔肿瘤、脐尿管未闭、输精管囊肿等。

（5）膀胱镜检查有困难，或不适宜做膀胱镜检查者。

2. 禁忌证

尿道有急性炎症、损伤或严重狭窄等均不宜做逆行膀胱造影。膀胱有严重出血伴血块时，最好暂缓做造影检查。

3. 术前准备

（1）应向患者作必要的解释，以取得患者合作。

（2）一定要了解患者有无造影的禁忌证，如严重心、肾疾病或过敏体质等。对接受含碘造影剂检查的患者需做碘过敏试验，可用 35% 的碘造影剂滴入眼结膜，5 min 后观察有无充血反应；也可用同剂型的碘造影剂 1 mL 作缓慢的静脉注射，观察患者 15 min，了解患者有无胸闷、心慌、恶心、呕吐、呼吸急促、头晕、头痛、荨麻疹等不良反应。

（3）应备齐各种急救药物与用品，掌握严重过敏反应的急救方法。

4. 操作方法

（1）造影前灌肠，以排出盆位结肠积粪和积气。

（2）按常规导尿术插入粗细适当的导尿管，测残余尿量。对已留置导尿或耻骨上膀胱造口者，可经引流管注入造影剂。

（3）根据患者需要，可在排空膀胱后造影前先摄一膀胱区平片作为对比。

（4）经导尿管注入造影剂，将泛影葡胺用生理盐水稀释成 25% 泛影葡胺溶液后注入膀胱，成人用量为 300 mL，儿童用量为（年龄＋2）×30 mL。夹住导尿管，摄前、后位以及两侧斜位片，必要时摄侧位片。如观察膀胱输尿管反流，需摄全泌尿系统前、后位片。

（5）为观察膀胱收缩时膀胱颈部的功能和输尿管有无反流，可在患者排尿状态下进行摄片。

（五）尿道造影

尿道造影是确定尿道狭窄部位、程度及长度的检查方法，同时可帮助了解膀胱容量、功能及膀胱内病变的形态。

1. 适应证

适用于尿道狭窄、肿瘤、瘘管、畸形等。

2. 禁忌证

（1）尿道急性炎症感染。

（2）造影剂过敏。

3. 术前准备

同膀胱造影的术前准备。

4. 操作方法

分为排泄性尿道造影和逆行尿道造影。前者可在排泄性尿路造影时，待膀胱充满足够量的造影剂（200～300 mL）后施行；亦可采用经尿道或膀胱造瘘管注入造影剂后施行。排泄性尿道造影可使后尿道及狭窄近端尿道显影。后者需用注射器将造影剂缓慢注入尿道后摄片。逆行尿道造影可使前尿道或狭窄远端尿道显影。

二、CT 检查

X 线球管环绕人体旋转，X 线束以特定的宽度、方向穿过人体的某一横断面，由探测器探测 X 线的衰减值，由计算机算出断面内组织的密度分布，经过转换以图像的形式显示出来。根据 CT 的结构和功能，可分为普通和螺旋两种 CT 检查。

1. 适应证

CT 的空间分辨率比传统放射学图像差，但其密度分辨率较高，故可用于所有泌尿系统病变的检查。目前，大多数泌尿系统病变如肿瘤、囊肿、外伤、血管畸形、结石、梗阻、术后并发症、先天性畸形以及一些代谢性疾病，均将 CT 作为主要的形态学检查手段。平扫常用于泌尿系统的常规和必须检查，根据临床需要可分为肾区、输尿管、膀胱或全腹部检查。目的是给予病变或结构定位、显示钙化或结石、检出创伤性血肿、增强前后对比。

CT 增强扫描主要用于肾脏、输尿管和膀胱常见病的检查，如肾脏肿块、膀胱肿瘤等。

2. 禁忌证

（1）碘对比剂过敏。

（2）严重肝、肾功能损害。

（3）重症甲状腺疾病。

3. 检查前准备

CT 平扫不需要特殊准备，增强检查需要空腹。

4. 操作方法

普通的 CT 平扫，要求患者在检查之前首先把申请单交给医生，医生会根据患者的检查部位设置相应的参数。患者在进入检查室之前，要把检查部位附近的金属物品摘掉，然后跟随医生进入检查室。医生会为患者设置一定的体位，然后开始检查。检查过程中患者要保持固定的姿势不动，必要时可以根据医生的指示配合呼吸动作。检查完成后患者可以在检查室外等待结果，或根据医生要求的时间来获取结果。

增强 CT 要比普通的 CT 平扫稍微复杂一些，检查前要对患者做碘过敏试验，检查过程中要通过患者的肘部静脉来注射对比剂，然后再进行相应的扫描。检查完后患者需要在留观室观察 30 min 左右，确定没有任何异常才可以离开。

三、磁共振成像

1. 适应证

磁共振成像对分辨肾肿瘤的良恶性、确定膀胱肿瘤膀胱壁侵犯的深度、评判前列腺癌的分期、确诊肾上腺肿块等具有重要意义。磁共振血管成像（MRA）能够显示血管的走行以及通畅程度，对评价肾癌分期，特别是了解肾血管的侵犯情况以及肾移植术后血管的通畅情况有一定帮助。磁共振尿路成像（MRU）是一种磁共振水成像技术，无需造影剂和插管即可显示整个尿路的情况，其图像如同排泄性尿路造影，适合对造影剂过敏或肾功能不全的患者。

2. 禁忌证

有起搏器或金属植入物的患者。

3. 检查前准备

磁共振平扫不需要特殊准备，磁共振增强扫描检查前患者需要按照医生要求空腹。

4. 操作方法

（1）磁共振平扫。患者需平躺在检查床上，医生放置好线圈锁定位置，对检查部位进行扫描，扫描完成之后要将线圈取下。

（2）增强扫描。在进行增强扫描前，要先置入留置针，通过高压注射筒注入对比剂，之后开始做增强扫描。扫描完成后，还要进行延迟扫描或动态扫描，检查结束需大量饮水，促进体内的对比剂排泄，减轻肾脏损伤。

（3）磁共振弥散张量成像。患者需要躺下，并将头固定在 MRI 扫描床上。医生利用 MRI 机器将磁场和无线电波发射到患者身上，收集反射回来的信号。扫描过程可以根据实际需求选择不同的扫描类型，以获取不同的影像信息。

四、放射性核素显像

放射性核素显像是利用放射性核素及其标记化合物使器官或组织显影从而对疾病进行诊断和研究的一类方法。主要包括肾图、肾显像、肾上腺皮质和髓质核素显像、阴囊显像及骨显像等。

1. 适应证

肾图：肾图可测定肾小管分泌功能和显示上尿路有无梗阻，亦是一种分侧肾功能试验，反映尿路通畅及尿排出速率的情况。

肾显像：按显像方式可分为两类，即静态显像和动态显像。静态显像是将放射性药物引入人体一定时间后进行脏器或病变的显像，主要是观察脏器的形态、大小、位置和病变的有无、数量和大小。动态显像则是在放射性药物引入人体后连续地或多次间断显像，通过一系列的影像来观察放射性在脏器或病变部位聚集和排出的速度与量，以了解脏器和病变的血流灌注、血容量、脏器功能等情况，并通过计算机处理获得很多参数。肾显像对肾功能不全的显示比排泄性尿路造影要敏感。肾显像适用于对使用碘对比剂有禁忌的患者，如肾移植患者术后观察并发症（如梗阻、外溢、动脉吻合口狭窄）等。

肾上腺皮质和髓质核素显像：对肾上腺疾病有诊断价值，如嗜铬细胞瘤的定位诊断。

阴囊显像：常用于诊断睾丸扭转或精索内静脉曲张等。放射性核素血流检查可判断睾丸的存活及其能力，并可与对侧的血流灌注相比较，以提供临床治疗的依据。

骨显像：可显示全身骨骼系统的代谢情况，了解有无肿瘤转移，尤其是确定肾癌、前列腺癌骨转移的情况。

2. 禁忌证

（1）有严重过敏史者，可考虑改行其他方法检查。

（2）肾脏功能严重受损、严重水肿者。

（3）妊娠、有严重的心肺功能不全且不能耐受该检查者。

（4）有幽闭恐惧症等心理疾病患者。

3. 术前准备

（1）放射性核素脑血管显像检查前必须注射放射性核素标记的药物，患者或家属检查前需向首诊医生详细咨询相关情况，并签字确认同意后行此检查。

（2）显像前需要去除身体上的金属物品，以防出现金属伪影。

（3）近期使用钡剂者，须将钡剂排出后再进行检查。

4. 操作方法

患者取侧卧位，由神经专科医生实施腰椎穿刺术和小脑延髓穿刺术，并置管注药。该过程患者会有疼痛不适，需要配合医生保持体位。医生注药后30 min在显像过程中指导患者要放松肢体，不得移动躯体，检查中根据医生要求更换体位进行显像，如前位、侧位、后侧位等。告知患者需尽全力配合，若有不适应及时通知医生。

五、超声显像

超声显像是一种非侵入性、无创性、易耐受的影像学检查方法，简便、经济并广泛用于诊断、治疗和随访，对肿块性质的确定、结石和肾积水的诊断、肾移植术后并发症的鉴别、残余尿的测定及前列腺测量等，均能提供正确信息。

1. 适应证

B超显像能实时显示人体内部脏器的断层图像，并连续观察其活动规律。在此基础上，加用多普勒超声技术，可得到体内血流的频谱，了解血流方向、性质、速度，计算阻力指数和估算血流量，用于移植肾排异的鉴别和肾血管疾病的诊断。常规泌尿系统超声检查应包括双肾、膀胱和前列腺。检查前，患者应充盈膀胱，以利于观察膀胱内病变及前列腺。对肾积水患者应测量肾实质的厚度。对下尿路梗阻和前列腺增生的患者应测量膀胱残余尿量、前列腺的体积及前列腺向膀胱内突入的程度。在超声引导下，还可进行活检、引流或其他治疗方法，如经皮肾穿刺活检术、经皮肾穿刺造瘘术、经直肠前列腺穿刺活检术等。

2. 禁忌证

有恶性肿瘤、急性炎症、出血倾向者，以及孕妇腰腹部、小儿骨骺部、眼部及睾丸慎用。

3. 检查前准备

做泌尿系统B超前，需要让受检者多饮水，通过憋尿使膀胱处于充盈状态。膀胱是空腔脏器，如果不充盈，就无法仔细观察。

4. 操作方法

受检者平躺在床上，由医生手持探头对受检者的肾脏、输尿管、膀胱依次进行检查，男性还需要检查前列腺。通过泌尿系统 B 超检查可以发现泌尿系统是否有积水、结石、肿瘤，还可以探查肾脏的大小、质地，明确前列腺的大小以及是否有钙化。

第三章　泌尿外科微创诊疗技术

第一节　输尿管镜技术

一、输尿管镜观察

输尿管镜是指用于对输尿管、肾盂内相关疾病进行检查和治疗的内镜，分为半硬性和软性两种。

（一）半硬性输尿管镜

为便于叙述，下文半硬性输尿管镜简称输尿管镜。

1. 适应证

（1）治疗性适应证。输尿管中、下段结石；体外冲击波碎石术（ESWL）治疗失败后的输尿管上段结石；ESWL 后的"石街"；结石并发可疑的尿路上皮肿瘤；X 线阴性的输尿管结石；输尿管梗阻；取出异物，如取出移位、断裂的输尿管导管或双 J 管；有选择的肿瘤切除；狭窄段的扩张或切开。

（2）诊断性适应证。尿路移行细胞癌的活检；X 线检查发现充盈缺损或梗阻；单侧输尿管喷血或细胞学阳性；上尿路肿瘤保留器官手术后复查。

2. 禁忌证

（1）不能控制的全身出血性疾病。

（2）严重的心肺功能不全，无法耐受手术。

（3）未控制的泌尿系统感染。

（4）严重的尿道狭窄，腔内手术无法解决。

（5）严重髋关节畸形，截石位困难。

（6）盆腔外伤、手术或放疗史。

3. 操作前准备

泌尿外科医生在操作前要通过病史、体格检查、X 线等各项检查明确进行输尿管镜检查或治疗的目的。重读患者 KUB 平片及造影片，必要时行逆行输尿管、肾盂正侧位造影，以全面了解患者的输尿管立体解剖，掌握患者的输尿管走行特点、屈曲和狭窄部位，以减少并发症和失败的可能性。

患者需接受各种实验室检查，包括血常规、电解质、出凝血时间、肝功能、肾功能、血糖、尿常规、尿培养等。尿培养如有细菌生长，应在术前给予抗生素治疗。老年人应做心电图及胸部 X 线检查。术前要向患者及其家属全面介绍操作目的、过程、可能出现的问题及对策等，应讲明输尿管镜本身是一种较新的技术，可替代部分开放性手术，但这种技术可能由于各种原因不能达到 100% 成功，有时需要进行第 2 次，有时还可能需要外科手术。进行输尿管镜检查或治疗可能会出现的主要并发症是急性肾盂肾炎和输尿管损伤。为预防急性感染的发生，除注意无菌操作外，术前还要给予抗感染药物治疗，已有泌尿系统感染者应根据细菌对药物的敏感性选择抗生素，在尿培养转阴性后再手术。术后留置输尿管导管引流 3 ～ 14 d 并继续抗感染治疗 3 ～ 5 d。输尿管损伤应根据损伤程度及时处理，轻者仅留置输尿管导管 3 ～ 7 d，重者需即刻行开放性手术。但绝大部分患者无需开放手术。告知患者在术后常可出现血尿、下腹痛或不适感，偶有胁腹痛，24 ～ 48 h 后即可缓解。同时也可辅以止痛药等进行对症处理。

为很好地进行输尿管镜的检查，术前做好器械准备也很重要，首先要明确患者需进行什么样的检查和治疗，根据检查的要求准备好所需的设备。输尿管镜等其他附件可以用甲醛蒸汽消毒或戊二醛液浸泡消毒，监视系统摄像头、导光索以及手柄等再用乙醇擦拭消毒即可。由于输尿管镜及其附件都较长，做输尿管镜检查时所用的器械台要足够大，消毒包布要遮盖器械台的周边，防止所用器械被台下人员碰及或污染。所用的附件，检查前要一次性备齐，以防检查过程中因找器械而增加患者的痛苦及输尿管损伤的可能性。

4. 操作步骤

（1）麻醉与体位。

①麻醉。行输尿管镜操作时可采用蛛网膜下隙麻醉、硬膜外麻醉或全身麻醉。全身麻醉者术前给予阿托品及镇静药，操作期间患者可能会出现恶心、躁动，这时输尿管镜或碎石器械易损伤输尿管。有时输尿管不够松弛会影响操作，而采用蛛网膜下隙麻醉时，即使术中不用阿托品等药物，肌肉松弛程度也较满意，插管较顺利。此外，蛛网膜下隙麻醉操作简便，无需特殊条件与设备。对于一般的检查和治疗，蛛网膜下隙麻醉的持续时间已足够。为减少输尿管扭曲，有时需采用头低位，此时要注意患者血压的变化，要经常询问患者腰部的感觉，以尽早发现输尿管肾盂内压力过高或灌注液溢出。

②体位。患者体位通常采用截石位，也可采用改良截石位，即健侧下肢抬高，患侧下肢下垂。改良截石位可致远程输尿管前移、骨盆向患侧倾斜，以及导

丝与输尿管管口的角度由锐角变为钝角，使输尿管镜插入相对容易。同时，由于患者的健侧髋部充分外展，医生的操作空间更大。但髋关节活动受限的患者禁用该体位。

（2）插入方法。由于现在所用的输尿管镜较细，8 F 的输尿管镜大多数情况下，在导丝的引导下可直接插入输尿管，而无需先进行输尿管口的扩张。经尿道插入输尿管镜，找到输尿管开口并插入导丝，使输尿管镜、壁段输尿管处于一条直线位置，旋转镜体 180°，其斜面向上与输尿管口上唇相对，用镜端挑起导丝，从而输尿管口上唇也随之抬起，显露输尿管腔。手持镜体慢慢推入输尿管口内，一旦进入输尿管口，将镜体转回令其斜面向下，使输尿管腔位于视野中心，顺其管腔将输尿管镜推进，通过壁段输尿管时可能稍紧，应均匀用力，在穿过壁段时常有"突破感"，随之可见到具有光滑黏膜较宽的输尿管腔。此时将输尿管镜向后侧方推进，再转向前内侧。应在直视下推入镜体，并用生理盐水灌注液连续冲洗。灌注瓶液面在肾水平上 30 cm 处。镜体穿过壁段输尿管时，灌注液速度应减慢，避免压力过大将结石推向肾盂或术后发生胁肋痛、腹痛。

在镜体插入过程中应认清几个重要标志。输尿管镜插至盆腔段输尿管时一般阻力不大。在输尿管跨过髂总动脉时，其走行发生变化，需下压镜尾使镜端上抬，才能看到管腔，同时也能见到输尿管壁出现脉冲搏动，这是髂动脉搏动传导的结果。输尿管镜进入输尿管上段时，可观察到输尿管随呼吸移动，吸气相时输尿管随横膈和肾下移，输尿管通路可出现角度，呼气相时输尿管伸直，便于镜体推进。输尿管中下段因相对固定，不能观察到此变化。输尿管镜推至肾盂输尿管连接处，可看到有环状隆起，进入肾盂后可观察肾盂及肾上盏。

输尿管镜操作成功的关键之一是视野清晰。术间可能由于输尿管屈曲或镜体紧靠输尿管壁而看不到管腔，只要将镜体稍向后退并转换方向或将镜端上下左右稍稍移动，就可以重新找到管腔。操作期间也常因出血、血块或碎石等影响视野。遇到较大血块或碎石可用异物钳取出，也可用注射器直接通过工作隧道注入生理盐水冲洗，或取 4 F 输尿管导管插入超过镜端 1～2 cm 引流不断冲洗的生理盐水，往往就能使视野清晰。值得强调的是只有看清管腔后才能将镜体前推，否则会造成输尿管穿孔等严重并发症。

使扭曲的输尿管变直也是输尿管镜操作成功的关键。在操作过程中常会遇到输尿管扭曲，如输尿管跨过髂血管、输尿管积水扭曲等而增加插入难度。大部分通过轻轻旋转移动输尿管镜可以克服。如操作不当可造成损伤。还可以调整检查台，使患者成头低臀高体位或助手从肋缘下加压，使患侧肾向横膈移位，约 80%

可成功地使输尿管伸直。另外也可取前端较软或呈"J"形导丝通过弯曲部分。导丝较硬部分通过弯曲输尿管时就使之伸直。可通过导丝将输尿管导管、套石篮等插入，再将输尿管镜顺其推进。上述处理仍不能进入时，可插入 7 F，长 1 cm 气囊导管至扭曲输尿管下方，向气囊内注入生理盐水 1 mL 使气囊胀满后，轻轻下拉导管，从而牵引下段输尿管下移而使弯曲段伸直，再将导丝插入。该操作应注意气囊位置（可注入造影剂），不可用力回拉，以避免出现套叠；气囊内充液压力不宜过大，否则会导致穿孔。

在遇到输尿管狭窄时，输尿管壁可能紧紧束缚镜体前端，强行向前推进就会连同输尿管壁一起套入形成鸟嘴样套叠或造成撕脱、断裂、穿孔等。因此，在遇到阻力时切忌暴力推进。最好用气囊扩张导管或金属扩张探子扩张狭窄段。可以用 3 F 气囊扩张导管（气囊直径 6 mm，长 4 cm），经输尿管镜隧道，直视下使气囊恰好位于狭窄段，气囊内慢慢注入液体，持续扩张 15～30 s。扩张后取出气囊导管，重新插入输尿管镜，通常会较容易地通过狭窄段。采用金属探子扩张法，需要在 X 线监视下和导丝引导下进行。如果扩张后，输尿管镜仍不能通过狭窄段，应放弃操作而改用软性输尿管镜或其他方法。

（3）输尿管扩张。随着输尿管镜临床应用的经验积累以及各种扩张输尿管器械的相继出现和不断改善，输尿管扩张的方法也逐渐向简单化和无损伤的方向发展。

①留置输尿管导管法。据观察，输尿管内留置导管 24～48 h，能阻止输尿管的蠕动。在插入输尿管镜前，去除留置的导管，操作时就不必扩张输尿管。该法要求在术前 1～2 d 留置输尿管导管，如输尿管远程有结石梗阻或狭窄，导管不能通过，则不能采用。

②输尿管导管引导法。通过输尿管镜内工作隧道放入橄榄头输尿管导管并伸出镜端 2～3 cm。在输尿管导管引导下不必扩张输尿管口，将输尿管镜随之边插边进推入输尿管内。前行导管可分开输尿管壁、扩张输尿管，也能使弯曲成角的输尿管伸直。但该操作也有弊端，即输尿管远程结石梗阻或狭窄时不能采用；输尿管导管影响灌注液体进入使视野欠清晰；输尿管弯曲角过大，导管强行进入易引起穿孔；导管进入时可推动结石上移。

③Teflon 扩张法。锥形头 Teflon 扩张器的中心可通过导丝，其型号为 6～18 F。扩张探子需通过较粗的膀胱镜反复交替由小至大进行扩张，扩张至 11～12 F 时，要先取出观察镜，置入扩张器后再放回观察镜。扩张时可能会造成输尿管黏膜出血与损伤。

　　具体方法是通过膀胱镜将 8 F 输尿管导管插入输尿管口，导丝穿过输尿管导管进入肾盂，去除输尿管导管，将气囊导管插入输尿管口并扩张壁段输尿管。重新将 8 F 输尿管导管通过导丝插至中下段输尿管内，取出膀胱镜。在 X 线监视下，10 F 及 12 F 同轴扩张导管顺 8 F 输尿管导管插入输尿管下段。取出 8 F 输尿管导管，在 12 F 鞘内放入第 2 根导丝（安全导丝），再取出 12 F 导管。此时输尿管内已留有 2 根导丝。至此将 8 ～ 18 F 同轴扩张导管逐个沿其工作导丝接连插入至输尿管下段，最后将 20 F 管鞘插入输尿管口，将 8 ～ 18 F 导管全部撤出，只留 20 F（或 18 F）管鞘。输尿管扩张完毕，输尿管镜及各种操作器械均可顺其外鞘插入，可反复进出及操作。但此法反复插管，操作复杂，易损伤输尿管黏膜及肌层，且不适用于输尿管远程结石的治疗。

　　④ Nottingham 单次输尿管扩张法。此种扩张器前端直径由细至粗逐渐加大，从 6 F 至 12 F，前端长约 4 cm，导管中心具有通道可置入导丝，也可注射造影剂。因此，可以 1 次完成输尿管口的扩张。但是此扩张器需要较大的膀胱镜，且由于其前端长约 4 cm，若存在输尿管远程结石嵌顿则无法用此扩张器进行扩张。此法也可能在操作过程中造成输尿管的挫伤出血而使视野不清。

　　⑤金属橄榄头扩张法。金属橄榄头扩张器是一组可弯曲的中空的不锈钢扩张器，其头部为橄榄头状，大小不等（9 ～ 15 F），中空部分可通过导丝。在输尿管远程有结石梗阻时也可用其扩张壁段输尿管，有时能使嵌顿结石松动。扩张过程也是在膀胱镜直视下进行。首先将导丝通过膀胱镜插入输尿管内，将 9 F 扩张器穿过导丝放入膀胱镜鞘内，用转向器将橄榄头直对输尿管口并使膀胱镜、扩张器及壁段输尿管成一条直线。将扩张探子沿导丝慢慢推入输尿管口。一旦通过逼尿肌裂孔，常有一种"突破感"，表明已穿过壁段输尿管。将扩张器取出，导丝仍留在输尿管内，按上述方法更换较大的扩张探子继续顺序扩张直至 15 F 探子通过。在放入较大的扩张器时也需将膀胱镜观察镜取出，插入扩张器后再将观察镜放入，在直视下扩张。操作全过程不能用暴力，只需轻轻推动使扩张探子滑过壁段输尿管。如有结石嵌顿，导丝不能通过，可注射利多卡因凝胶 5 mL 产生润滑作用以利于导丝通过。该法也需要多次反复交替扩张，并常可导致输尿管内膜损伤与出血。

　　⑥串珠式金属扩张器。这是一种可弯的不锈钢金属探子，有 5 个从小至大的橄榄形扩张球（9 ～ 15 F），两球之间相隔 1 cm。因此，扩张输尿管可 1 次完成。中空金属鞘可置导丝，可注射造影剂。其缺点是需要较粗的膀胱镜且将观察镜取出才能将扩张器置入鞘内，输尿管远程结石嵌顿时则无法扩张，扩张不当可造成

输尿管内膜剥脱；扩张遇到阻力，探子在膀胱内弯曲，易使已进入输尿管扩张头退出。

⑦拉杆套叠式金属扩张器。此扩张器类似拉杆天线。扩张时应先将导线插至肾盂，在 X 线监视下将此扩张器穿过导丝一层层进入输尿管。输尿管镜外鞘再通过扩张器推进至输尿管内病变处，移出导丝及扩张器，再放入观察镜。其操作类似经皮肾镜扩张法。由于此种扩张器需选用带鞘的输尿管镜，扩张时易损伤输尿管，加之仪器笨重、操作复杂等，一般很少用于临床。

⑧气囊导管扩张法。该法主要用于扩张输尿管口及壁段输尿管。通过膀胱镜及导丝将输尿管气囊导管置于需要扩张的部位。气囊内注入稀释造影剂，以便在 X 线监视下观察其扩张部位及程度。注射前应了解气囊容量及最大承受压力，注射应慢慢进行。最好有压力监测仪监测。扩张时间以 30 s 至 2 min 为宜。扩张时间过长可导致输尿管严重损伤。如注入压力过高，气囊突然破裂，输尿管压力骤然下降会引起输尿管损伤。此外，不要将气囊放在结石旁，因高压气囊能将结石推入输尿管壁内而成嵌顿，甚至可将结石压出输尿管。值得注意的是，粗糙的结石也能将气囊刺破。

输尿管气囊扩张器具有不同型号。气囊型号为 3 ～ 30 F，长度 1 ～ 20 cm 不等。扩张输尿管远程及壁段输尿管以选用气囊型号为 12 ～ 18 F，长度为 5 ～ 10 cm 为宜。输尿管上段纤维化的扩张可用耐高压气囊导管。扩张开始常可见到狭窄环，这是环状肌收缩所致，只要等候片刻即可逐渐消失。扩张后气囊内减压，常可使小结石被带入膀胱。气囊导管的扩张往往也需要导丝引导下插入输尿管适当的部位。而输尿管远程结石嵌顿亦不宜用此法扩张。通常认为气囊的扩张比其他器械扩张对输尿管的损伤小，然而近年动物实验发现，输尿管上皮也可出现剥脱现象。气囊直径过大也会造成输尿管严重的损伤。

⑨可控液压扩张装置。该装置通过可控制的灌流泵不断产生脉冲式灌流水柱经输尿管镜进入输尿管，其液压力可达 26.7 kPa（200 mmHg），水流速达 400 mL/min。脉冲式液压可使输尿管壁扩张，输尿管镜能较顺利地进入。因此，该法不需要膀胱镜及其他扩张器，可一步完成输尿管镜操作，节省扩张时间，并且术中不断灌水使视野清晰。通过黏膜血管荧光照片证实液压扩张法产生损伤最小。然而，术中应注意调节进水速度，过高的水压可使结石上移或造成肾实质反流，使患者感到腰痛。通常经输尿管镜再插入输尿管导管引流灌流液，使视野清晰，也可减少高压所造成的不良反应。膀胱内也应留置导尿管，以免快速灌流使膀胱过度胀满。

临床上也常用手操纵式脉冲液压扩张输尿管。当输尿管镜进入膀胱并插入导丝以后，取 20 mL 装有生理盐水的注射器与输尿管镜进水开关相接。以左手持镜，右手操纵注射器以脉冲式快速推进注射器，也能达到类似效果，但注射器内需反复充液，操作略有不便。

总之，比较上述各种输尿管扩张方法，使用可控液压扩张装置是省时、有效且损伤性小的较理想方法，气囊导管扩张法次之，而其他各种扩张方法造成损伤较大且均有其局限性。

（二）软性输尿管镜

1. 适应证

主要应用于髂血管以上的输尿管、肾盂、肾盏的检查及治疗。

（1）诊断性适应证。原因不明的血尿及腰痛，下尿路检查未见异常者；影像学检查中的上尿路占位病变性质不能明确者；尿脱落细胞学检查阳性。

（2）治疗性适应证。ESWL 定位困难的、X 线阴性肾结石（直径 < 2 cm）；ESWL 术后残留的肾下盏结石；嵌顿性肾下盏结石，ESWL 治疗效果不好；极度肥胖、严重脊柱畸形，建立经皮肾镜取石术（PCNL）通道困难；结石坚硬（如水草酸钙结石、胱氨酸结石等），不利于 ESWL 治疗；上尿路占位性病变的腔内烧灼切除，包括低分级或低分期的上尿路上皮肿瘤和良性的占位，如输尿管息肉、血凝块等；上段输尿管狭窄的腔内治疗。

2. 禁忌证

（1）感染表现严重，术前已确定患侧肾积脓。

（2）结石远程输尿管明显狭窄或闭塞。

（3）合并先天畸形需要手术矫正。

（4）肾结石体积较大。

3. 操作前准备

软性输尿管镜的操作前准备同半硬性输尿管镜的操作前准备。

4. 操作步骤

（1）麻醉与体位。软性输尿管镜的麻醉与体位同半硬性输尿管镜的麻醉与体位。

（2）软性输尿管镜的插入方法。

①使用膀胱镜观察膀胱，了解输尿管口的位置和形状。

②扩张输尿管口及壁段输尿管。一般应用气囊输尿管导管扩张输尿管口及壁段输尿管。单纯扩张输尿管口时，可使用前端为球形的输尿管气囊导管。需要扩

张壁段输尿管时，可使用前端为条状的输尿管气囊导管。

输尿管气囊导管置入输尿管口或输尿管壁段后，向气囊内注入适量水或空气，将气囊充起，留置 30 s 至 2 min 后，排出气囊内水或空气，将气囊输尿管导管拔除。

除输尿管气囊导管外，也可使用金属输尿管扩张器扩张输尿管口及壁段输尿管，这时应像操作半硬性输尿管镜那样，先向患侧插入金属导丝，然后沿导丝逐渐扩张输尿管。

③向患侧输尿管插入金属导丝，将其留置于输尿管内。金属导丝要尽量插越病变部位。

④在 X 线监视下，使用 4 ～ 12 F 聚乙烯输尿管扩张器沿导丝逐渐扩张输尿管。在进行这一操作时，X 线监视非常重要。输尿管较细且弯曲，如果没有 X 线监视，盲目扩张，容易损伤输尿管。

⑤ 12 F 输尿管扩张器扩张输尿管后，更换带可剥离导管的 14 F 输尿管扩张器扩张输尿管。扩张器要尽量接近病变部位。在应用软性输尿管镜时，可剥离导管的使用是非常重要的。因为软性输尿管镜软性可弯，如果周围没有支持物，很难插入输尿管，即使插入输尿管也很难接近病变部位。

⑥将 14 F 输尿管扩张器拔除，可剥离导管留置于输尿管中。

⑦将软性输尿管剥离导管内腔，插入输尿管。在观察或治疗过程中，根据需要可以部分或全部将可剥离管拔出。

（3）软性输尿管镜的观察方法。

①输尿管的观察。观察输尿管有 2 种方法：一种方法是将软性输尿管镜置于输尿管下段，在直视下从下向上观察输尿管；另一种方法是将软性输尿管镜先插入肾盂，然后逐渐回拉输尿管镜，从上向下观察输尿管。

②肾盂、肾盏的观察。输尿管镜插入肾盂后，首先观察到的部位为上肾盏附近的肾盂，从这个部位开始从上向下观察肾盂。利用方向调节器调节镜子前端的角度，将镜子插入肾盏。也可按从上到下的顺序观察各个肾盏。

在观察输尿管、肾盂、肾盏时，为了保持清楚的视野，要不断地灌注冲洗液。因为软性输尿管较细，不能快速冲洗肾盂和肾盏，所以有时可借助于利尿药的作用冲洗肾盂和肾盏。

二、输尿管狭窄腔内切开扩张术

输尿管狭窄可发生在输尿管任何位置。输尿管腔内切开最适合用于良性的输尿管内源性狭窄。输尿管狭窄的腔内处理由于其微创、操作简单的特点和较高的手术成功率已确立了其临床地位。

（一）经尿道输尿管冷刀狭窄段切开术

1. 适应证

（1）肾移植术或其他输尿管膀胱再植术后输尿管膀胱吻合口狭窄，全膀胱切除术并原位新膀胱术后或尿流改道术后输尿管肠 / 胃吻合口狭窄。

（2）输尿管较严重的手术瘢痕，狭窄段长度＞ 1.5 cm，狭窄段管腔甚细。

（3）经多次气囊扩张或置管引流后仍未能解除梗阻的狭窄。

（4）已做过输尿管硬性扩张后放置双 J 管，计划做二次处理。

2. 禁忌证

（1）活动性尿路感染和难以控制的出血倾向是腔内处理输尿管狭窄的绝对禁忌证。

（2）外源性粘连或压迫引起的狭窄腔内处理无效是其禁忌证。

（3）狭窄段长度＞ 2 cm，或由广泛的腹膜后纤维化引起的节段狭窄，腔内处理效果较差是相对禁忌证。

（4）如同肾盂输尿管连接部（UPJ）梗阻一样，患侧肾功能较差或患侧肾积水严重，腔内处理的效果相对不佳是其相对禁忌证。

（5）输尿管再植或与新膀胱吻合后输尿管狭窄往往使找寻或插入不能成功，需结合顺行经皮肾路径。

（6）不能采用截石位的患者不能行半硬性输尿管镜下切开，但可用软性输尿管镜下切开。

3. 术前准备

根据病史、体格检查及辅助检查〔常规 B 超检查、排泄性尿路造影，碘过敏者行 CTU 或 MRU，肾功能损害者行 MRU、经皮肾造口者行经造口管造影或肾穿刺造影以及逆行肾盂输尿管造影检查〕，可以明确输尿管狭窄的诊断及狭窄部位、性质及程度；肾图评估患肾功能；中段尿或肾盂尿培养了解有无尿路感染并控制尿路感染；常规术前检查排除禁忌证；常规输尿管镜术前准备及 C 臂 X 线机等。

4. 手术步骤

（1）麻醉与体位。①麻醉采用硬膜外麻醉、静脉复合麻醉。②患者体位取截石位。

（2）手术方法。①镜后向输尿管腔插入金属导丝，如果是已做过一期扩张置管者，先拉出双 J 管，直视下插入金属导丝，在 X 线透视下确定导丝跨过狭窄段，也可以直接进镜观察狭窄部位情况并将金属导丝插过狭窄段输尿管。②保证导丝已通过狭窄段进入肾盂，退出输尿管镜，插入输尿管内切镜，直视下达到狭窄部位，保持灌注液冲洗和腔内视野清晰。③向明显狭窄瘢痕刺入冷切刀，向刀刃方向加压并向前推拉，使纤维组织完全切断，深达肌层全层，同时沿导丝推进镜体，观察切开段的情况。未被完全切断的瘢痕纤维可以反复多次切割。注意每次切割深度不能太深，以免切断输尿管周围供应小血管，导致大出血，尤其是越接近肾盂越要注意，切开部分纤维可再做气囊扩张。④输尿管肠、膀胱、胃吻合口狭窄，常经肾造口，利用软性输尿管镜顺行插入金属导丝，自肾盂向下通过吻合口狭窄，导丝尖端固定冷刀后，向上牵拉内切开吻合口的瘢痕狭窄。⑤手术要点：整个操作过程应保持视野清楚，首先插入导丝，沿导丝进行切割。因输尿管壁薄，容易切穿，应仔细观察，一旦切穿，应终止手术。

（二）经尿道输尿管镜电刀狭窄电切术

1. 适应证

（1）输尿管手术瘢痕严重，突入管腔内的瘢痕组织较多。

（2）完全闭锁的管腔，长度不超过 2 cm。

（3）输尿管炎症增生或息肉组织明显，呈条索状或基底较深。

2. 禁忌证

同经尿道输尿管冷刀狭窄段切开术的禁忌证。

3. 术前准备

同经尿道输尿管冷刀狭窄段切开术的术前准备。

4. 手术步骤

（1）麻醉与体位。①麻醉采用硬膜外麻醉、静脉复合麻醉。②患者体位取截石位。

（2）手术方法。①首先在狭窄段输尿管插入金属导丝，在输尿管腔内引导的金属导丝套上塑料导管，使金属绝缘，以免在电切时发生金属电灼输尿管。冲洗液用葡萄糖溶液。②直视下伸出电切环，跨过突出的增生组织。功率设置电切为 150 kV，电凝为 60 kV。切除多余瘢痕组织，每次切除不能太深。也可用钩状电极在瘢痕最厚处放射状切开全层，直到看见黄色的腹膜外脂肪，再看清瘢痕组织，旋转镜体，切除突入腔内组织，使整个狭窄管腔开阔，同时镜体逐渐向前推进，最后完全通过狭窄段。③手术要点：保证导丝全程在输尿管内，不能暴露导丝金属面，电切环不要与金属导丝接触。切开部位为肾盂输尿管交接处在外侧（2～5点钟处），髂血管段和壁段在上方（2～10点钟处），其他段在后外侧（3～6点钟处）。电切后的创面如有出血，予以电凝止血。尽量使电切创面平整。在严重的瘢痕组织中切除深度可以稍大，因周围的增生组织厚实，切除的管腔要足够大，一般也不易切穿输尿管，但在正常输尿管黏膜处或息肉切除时，切除深度大则有切穿的风险。

（三）经尿道输尿管镜钬激光狭窄切开术

1. 适应证
（1）输尿管较严重的手术瘢痕狭窄。

（2）完全闭锁的输尿管管腔。

2. 禁忌证
同经尿道输尿管冷刀狭窄段切开术的禁忌证。

3. 术前准备
同经尿道输尿管冷刀狭窄段切开术的术前准备。

4. 手术步骤
（1）麻醉与体位。①麻醉采用硬膜外麻醉、静脉复合麻醉。②患者体位取截石位。

（2）手术方法。①经尿道置入输尿管镜，在金属导丝引导下到达输尿管狭窄部位，直视下将导丝通过狭窄部位，退出输尿管镜后重新再进入输尿管狭窄部位。②在输尿管镜的工作腔道中置入 360 μm 钬激光光纤，调整激光能量为 0.6～3.0 J，频率为 10～15 Hz，功率为 6～35 W。切开部位与电刀内切开的部位相同。尽量用钬激光切开狭窄处输尿管壁全层，直到看见黄色的腹膜外脂肪。③手术要点：对输尿管闭锁，可以使用激光的导光纤维，直视下通过输尿管闭锁段，建立手术通道并作为导丝引导方向，再用钬激光进行内切开，可降低并发症及避免开放手术，但要多消耗一根光导纤维。

（四）输尿管镜结合经皮肾造口技术行输尿管狭窄切开术

1. 适应证

UPJ 严重狭窄或闭锁。

2. 禁忌证

同经尿道输尿管冷刀狭窄段切开术的禁忌证。

3. 术前准备

同经尿道输尿管冷刀狭窄段切开术的术前准备。

4. 手术步骤

（1）麻醉与体位。①麻醉采用硬膜外麻醉 / 静脉复合麻醉。②患者体位取截石位。

（2）手术方法。①患者先做一期肾微造口，以引流并控制感染。如为开放手术肾造口的患者，先行排泄性尿路造影及逆行肾盂造影，了解狭窄或闭锁段的长度及走向，如果肾造口不利于经皮肾入镜则需重新做造口通道。一般在肾造口 5 ～ 7 d 后进行手术。②插入输尿管镜达 UPJ 狭窄远端，直视下向肾盂插入金属导丝、导管。③患者改俯卧位。从肾微造口入路，扩张通道为 16 ～ 18 F，用输尿管镜观察，找到逆向插入的导丝、导管，用异物钳夹住头端从造口拉出体外。若为导管需从中央引入 1 条金属导丝，使之从尿道引出体外。④根据狭窄或闭锁的具体情况，选取不同方式进行扩张。因 UPJ 瘢痕常比较坚硬，而且完全闭锁的瘢痕被刺穿后单纯扩开较困难，需先以筋膜扩张管从 8 F 逐渐扩至 12 F。如果狭窄闭锁段较短，可以用气囊进行扩张；如果瘢痕较长较硬，需用冷刀、电切或钬激光切开（除）。⑤当切除部分瘢痕组织后，输尿管镜可以沿导丝向输尿管远端观察，保证始终见到金属导丝及输尿管壁。⑥对于逆行未能将导丝插入肾盂者，在 X 线透视下，确定肾盂与输尿管闭锁的关系，结合输尿管镜所接触的肾盂瘢痕与已插入导丝之间的关系，可用冷刀、电切或钬激光向预置导丝方向切割瘢痕组织。在接近逆行插入的导丝时可以用钳或镜尖本身轻轻地推动肾盂瘢痕处，在直视下继续切割，找到导丝。也可在 X 线透视下，逆行插入输尿管导管，推入稀释的复方泛影葡胺和亚甲蓝液，在经皮肾造口插入输尿管镜引导下，顺行插入肾穿刺针，直至引出亚甲蓝液，经穿刺针向下插入金属导丝。还可以在直视下从对侧将金属导丝插过狭窄、闭锁段输尿管，在金属导丝引导下，扩张或切开 UPJ 狭窄 / 闭锁。⑦当瘢痕狭窄段切除使管腔足够大时，可结合气囊扩张，顺行沿金属导丝入气囊导管，须缓慢加压，一般采用 15 个大气压以上，扩张为 14 ～ 16 F。扩张后输尿管镜可完全跨过该段，顺利达输尿管上段。

（五）输尿管镜结合腹腔镜技术以及机器人技术行输尿管狭窄切开术

对于复杂的输尿管狭窄，单独使用输尿管镜技术难以确定狭窄部位并进行治疗，可以联合采用腹腔镜和机器人输尿管外科技术，确定狭窄部位，还可以寻找到开放手术难以发现的狭窄腔，采用微创技术完成治疗。主要采用 3 种技术：①在紧靠狭窄近端以气囊尿管扩张确定狭窄部位。②通过 5 mm 腹腔镜套管插入软性输尿管镜，寻找、确定输尿管狭窄段后切开，广泛切除输尿管息肉或瘢痕。③逆行输尿管镜技术结合腹腔镜技术，切除输尿管息肉和狭窄。

单独靠输尿管镜或腹腔镜不能确定和处理的输尿管狭窄，通过这 3 种技术可以完成复杂输尿管狭窄、闭锁的治疗，最大限度减少输尿管损伤、保留其血液供应、提高治疗效果。

（六）术后处理

1. 安置输尿管支架

为预防再发狭窄，所有输尿管狭窄、闭锁术后，均需要安置输尿管支架。常选用 6～7 F 双 J 管，或 2 根 5 F 双 J 管或矫形输尿管支架。一般留置 2～6 个月。对容易复发病例，每 3～6 个月更换 1 次双 J 管，更换次数视狭窄段修复情况而定。

2. 安置金属网状支架

为防止术后肉芽、瘢痕等增生，对输尿管狭窄、闭锁段较长，瘢痕较严重的患者，术后可放置记忆金属网状支架，网状支架长度需按实际情况而定，一般应超过狭窄段 0.5 cm。

3. 预防感染治疗

手术后感染也是再发狭窄的主要原因之一。通过既往临床感染病例分析，术后感染的细菌常为高级耐药菌株，故应选用高效、广谱抗生素，积极预防感染治疗 3～7 d。

4. 手术后检查

常规手术后 3～7 d，做腹部 B 超和腹部平片确认输尿管支架的位置。留置肾造口管患者应经造口管造影，了解有无腹膜后血肿及尿外渗等，若无尿外渗可拔出肾造口管。

5. 手术后随访

治疗有效的判断标准：拔出输尿管导管或肾造口管 3 个月后腰痛症状消失，肾功能恢复，肾积水及输尿管扩张减轻，狭窄段消失或增宽，感染得到控制。

好转的判断标准：腰痛症状缓解，肾积水及输尿管扩张未加重，狭窄段无明显增宽，无复发感染。

无效的判断标准：腰痛症状继续存在或加重，反复感染，肾积水及输尿管扩张无变化或加重，狭窄段无变化或加重。取出支架后第 1 个月、第 3 个月、第 6 个月、第 12 个月，常规复查 B 超、排泄性尿路造影及肾图，必要时行逆行肾盂造影或输尿管镜检查，了解上尿路通畅情况。

（七）并发症及处理

（1）血尿。几乎所有患者手术后均有不同程度血尿，多数通过卧床休息及抗感染、止血等治疗后缓解，一般不需要特殊处理。冷刀切开时，由于冷刀没有凝血功能，可出现严重血尿，需按常规行膀胱冲洗、膀胱镜清除膀胱内血块并输血等处理。在肾盂输尿管交界处用冷刀切开时可导致难以控制的大出血，需要球囊压迫止血或介入手术栓塞或开放手术处理，故现在临床上已少用冷刀行内切开术。电刀有凝血作用，不易导致大出血，但是操作不方便，临床使用比较少。钬激光具有理想的切割、汽化组织和凝固止血的效果。除广泛用于碎石和浅表肿瘤治疗外，钬激光正迅速、广泛用于处理输尿管狭窄，使用方便，安全有效，较少出血。

（2）尿外渗。主要发生在输尿管狭窄全程切开患者，其他如手术中暴力操作、冲洗压力过大等也是尿外渗的原因。保持输尿管支架和尿管通畅，加以局部穿刺引流及利尿，积极抗感染治疗，一般均可治愈。

（3）发热。主要为原发感染没得到控制以及手术中冲洗压力过大、反复器械操作等。轻者为菌血症，重者迅速发展为脓毒血症及感染性休克。一旦发生，病情进展很快，处理不及时可能危及患者生命。应立即做血常规、尿常规、细菌培养、菌落计数及药敏试验，立即换用高级广谱抗生素控制病情，或根据药敏结果选用敏感药物。发生感染性休克时，应同时积极抗休克治疗。

（4）损伤邻近血管及器官。较少见，但有报道电切输尿管下段狭窄时，损伤子宫动脉导致大出血。凡术中发现损伤邻近血管及器官，应立即改行开放手术处理。

（5）尿路刺激症状。由于双 J 管刺激或尿路感染，部分患者出现尿频、尿急等症状，对症和抗感染治疗后多能缓解。部分患者拔出双 J 管后，症状常消失。

三、输尿管镜下双频双脉冲激光碎石术

输尿管镜激光碎石术已在输尿管结石的治疗中得到广泛应用。由于输尿管行程长、管腔细小、管壁薄，且存在 3 个生理性狭窄，输尿管镜的操作具有一定的潜在风险。许多医生感觉该技术简单易学、疗效确切，容易产生麻痹心理，忽视了风险的存在，使得手术并发症时有发生，造成了不必要的医患纠纷。因此，对于医生尤其是初学者来说一定要总结经验教训，认真学习和掌握该技术的术前准备、手术步骤及手术并发症的防范和处理原则，循序渐进地开展好这一微创技术。

1. 适应证

（1）肾结石或输尿管结石不能排出，导致严重的肾积水或肾功能衰竭。

（2）肾结石或输尿管结石引起严重疼痛和不适，且无法通过药物治疗缓解。

（3）多次反复发作的肾结石或输尿管结石，影响患者的生活质量。

（4）结石较大或位置较深，且其他非手术治疗方法无法有效清除。

2. 禁忌证

（1）输尿管瘢痕狭窄。如果输尿管因之前的手术或放射疗法而出现了瘢痕狭窄，且结石位于狭窄部位以上，那么输尿管镜也无法通过。

（2）输尿管扭曲严重。如果输尿管存在严重的扭曲，使得输尿管镜无法顺利进入，那么手术无法进行。

（3）结石过大且与输尿管壁粘连紧密。如果结石过大且与输尿管壁粘连紧密，那么使用输尿管镜取石可能会存在困难。在这种情况下，医生可能需要选择其他治疗方法，如体外冲击波碎石术或开放手术，以便更好地处理结石问题。

（4）婴幼儿患者。对于婴幼儿患者来说，由于其尿道较小且生理特点不同，通常不适合进行输尿管镜取石手术。医生应考虑其他治疗方法，如药物治疗或等待结石自行排出。

3. 术前准备

（1）术前行排泄性或逆行性尿路造影明确结石的位置、数目、大小以及结石下方尿路的情况，有无肾积水、输尿管扩张以及是否存在肾功能受损情况。

（2）手术当天复查肾、输尿管与膀胱平片，进行结石的最终定位。

（3）嘱患者术前 1 d 晚饭后禁食，做皮肤准备。术前 30 min 给予静脉滴注抗生素预防感染。

（4）术前向患者及其家属全面介绍操作目的、过程以及可能出现的问题和对策。

（5）术前定位 X 线检查结果应随患者带入手术室。

4. 手术步骤

（1）麻醉与体位。①麻醉采用连续硬膜外麻醉、全身麻醉或蛛网膜下隙麻醉。②患者体位取膀胱截石位。

（2）手术方法。

①经尿道插入半硬性输尿管镜。②通过输尿管镜向患侧输尿管插入导丝或输尿管导管，用液压灌注泵或手控间断水压扩张法冲开输尿管膀胱壁段，并在输尿管导管引导下，用直入法或侧入法将输尿管镜推进输尿管内，缓缓上行到达结石部位。③经输尿管镜工作通道插入激光光纤接触结石，以 120 MJ 脉冲能量、5 Hz 脉冲频率进行碎石。在处理输尿管上段结石时，为防止结石冲入肾盂，进镜后，患者取头高足低位，尽量减慢冲洗液流速，或先用异物钳将结石下移后再行碎石。④双频双脉冲激光对输尿管壁不产生损伤，因结石被息肉包裹或其远程输尿管紧闭无法看到结石者，可将光纤轻轻贴近组织，尽可能靠近结石后进行碎石。根据感觉到的结石异物感以及听到的特殊碎石声来判定是否接触或击碎结石。⑤一般经发射数十个激光脉冲后，即可见到部分结石碎片逆向崩出。⑥随着结石被击碎、通道开放，顺势将输尿管镜通过，并行进一步碎石。⑦碎石完成后，常规留置双J管。⑧ 1 周后复查肾、输尿管与膀胱平片，结石排净后即可拔管。女性患者可单纯留置输尿管导管，1 ～ 2 d 后拔管。

5. 术中并发症及处理

（1）输尿管穿孔。输尿管穿孔是输尿管镜下双频双脉冲激光粉碎输尿管结石时最常发生的手术并发症。由于输尿管纤细、壁薄，在碎石操作时，输尿管镜尖端、导丝以及激光光纤均有可能穿透输尿管壁。另外，激光碎石时瞬间崩裂的碎石片有可能造成输尿管损伤穿孔。因此，在碎石操作时，一定要在直视下轻柔操作，避免使用暴力或视野不清时的盲目操作。麻醉应充分，以避免术中患者躁动而引起输尿管穿孔。插入导丝或激光光纤时，应动作轻缓，避免推进过程中穿透管壁。另外，碎石时应将光纤对准结石中央进行粉碎，避免光纤对准结石边缘碎石。一旦发现穿孔，应立即中止手术，并逆行插入双J管引流，一般留置 4 ～ 8 周。绝大多数输尿管穿孔可自愈，并无严重后果。若插入双J管无法超越穿孔处或穿孔处较大，甚至有很多碎石腔外移位时，应立即行手术探查，避免出现严重尿外渗、肾周感染或腹膜后感染。

（2）输尿管黏膜撕脱伤。输尿管黏膜撕脱伤是输尿管镜术中最严重的并发症。常与输尿管镜较粗，麻醉不彻底，各种因素导致输尿管壁黏膜炎症水肿、脆性增加、弹性降低，操作粗暴，试图强行通过一个较窄的输尿管腔或试图钳夹取出较大的结石块以及镜体反复进出输尿管等因素有关。推进输尿管镜时遇到明显阻力后，如果忽然出现突破感、阻力降低应考虑到黏膜撕脱伤可能。此时操作者应冷静应对，不要急于拔出镜体，先嘱咐麻醉师加强肌松，也可经工作通道注入利多卡因解除痉挛，然后缓慢轻柔退镜。退镜后发现黏膜撕脱较短（长度 < 1.0 cm），可留置双 J 管引流，6 ～ 8 周后可治愈。输尿管黏膜撕脱（长度在 1 ～ 3 cm）时，双 J 管引流 10 ～ 12 周，加强抗感染治疗，必要时做第 2 次扩张。黏膜撕脱过长（长度 > 3 cm）或镜体不能退出时，应及时改行开放手术探查，找到输尿管黏膜撕脱处，固定输尿管，小心将镜体退出，视黏膜损伤部位和长度采用相应方法进行治疗。

治疗原则为尽快恢复肾、输尿管与膀胱的通路，减少进一步损伤，保留肾及其功能。①输尿管膀胱吻合术：适用于长度 3 ～ 7 cm 的输尿管下 1/3 撕脱。可同时采用膀胱腰大肌悬吊术或输尿管膀胱壁瓣吻合术。②输尿管端 – 端吻合术：适用于长度 3 ～ 7 cm 的输尿管中上段的黏膜撕脱。剪除无活力的组织，松解远近端输尿管或游离下降肾，无张力吻合断端，放置双 J 管引流。为确保断端愈合，减少漏尿、吻合部狭窄，可考虑取部分带血管蒂大网膜包裹吻合口。③输尿管重建手术：将剥脱的完整输尿管黏膜及时回置，支架管充分支撑引流，或采用自体膀胱黏膜和腹膜做成管状物置入，保留输尿管肌层和外膜以保证术后输尿管蠕动功能正常。重建后输尿管结构和功能均令人满意。④全层撕脱长度 > 7 cm 可以考虑行肠管代输尿管或自体肾移植。⑤肾切除术：患者对侧肾功能正常，一般情况差，心肺功能欠佳不适合做自体肾移植等大手术，可考虑肾切除术。

（3）结石残留。引起结石残留的原因如下。①冲水压力过大或结石表面光滑、位置易改变而使结石上漂进入肾盂。②结石直径 > 1.5 cm，且密度较高，输尿管镜下双频双脉冲激光碎石术后结石碎片仍较大，输尿管排出结石较困难，这种情况极少见。结石残留的防治方法如下。①进镜后患者取头高足低位，尽量减慢冲洗液流速，以能保持视野清晰的最低水压进镜，防止结石上漂进入肾盂。②对于靠近肾盂输尿管连接部的结石，先用异物钳将结石下移，然后再碎石；也可采用套石篮固定结石，用激光细光纤从其旁边插入击碎篮内结石，再退出套石篮。③对于残留在肾盂的结石，也可在输尿管内留置双 J 管后行 ESWL 治疗，若 ESWL 治疗效果不好，可考虑结石再次落入输尿管腔后行输尿管镜激光碎石术。

6. 术后并发症及处理

（1）血尿。接受输尿管镜下双频双脉冲激光碎石术的患者，尤其是结石较大或有多枚结石者，由于激光冲击次数较多以及输尿管镜在输尿管、膀胱、尿道内摆动过多，术后 1～2 d 常伴有不同程度的肉眼血尿，但一般都不严重，无需特殊处理。术中应注意操作轻柔，减少不必要的重复动作和盲目碎石操作。部分患者由于激光碎石后输尿管腔内留置双 J 管，导管两端对肾盂和膀胱黏膜的机械刺激可引起血尿，尤其在活动后易出现。这一现象无需特殊处理，嘱患者减少活动、多饮水即可。

（2）发热。输尿管镜下双频双脉冲激光碎石术后引起发热并不多见。一般认为可能是结石以上尿路存在感染，操作时冲洗液的高压灌流引起反流性感染，造成发热。因此，行激光碎石前，应有效控制感染，术中灌流液压力不应超过 3.9 kPa（40 cmH$_2$O），术后输尿管内支架引流管最好使用内腔较粗、材质较光洁的导管。只有输尿管保持通畅才易于控制感染。部分发热伴腰痛患者系双 J 管扭曲而引流不畅所致，拔除双 J 管后症状可消失。

（3）尿外渗。多为尿液经过输尿管穿孔处渗至周围间隙。少量尿外渗无需特殊处理，可自行吸收。尿外渗量较多者须做局部切开引流，同时，常规输尿管内放置双 J 管以减少外渗液量。

（4）输尿管狭窄。输尿管镜下双频双脉冲激光碎石术引起输尿管狭窄不多见，主要继发于 3 种情况。①输尿管穿孔、尿外渗感染，局部瘢痕形成。②输尿管穿孔、碎石腔外移位，形成局部结石肉芽肿。③输尿管黏膜撕脱后瘢痕愈合。近年来，随着泌尿外科腔内技术的发展，输尿管狭窄多采用输尿管镜下气囊扩张，逆行或顺行钬激光腔内切开术。腔内切开术的关键在于把狭窄段输尿管全层切开，如切开不完全，则狭窄难以消除。也可将两项技术结合使用。扩张或内切开术后放置双 J 管引流 2～3 个月。

第二节　经皮肾镜技术

一、经皮肾镜检查术

1. 适应证

（1）来自输尿管以上部位不明原因的血尿，如特发性大量血尿。

（2）肾盂内各种病变，如肾盂肿瘤、肾乳突坏死、肾盂黏膜白斑病、囊性肾盂炎等。

（3）肾盂及输尿管上段结石或异物。

（4）不明原因的肾积水和输尿管狭窄。

2. 禁忌证

（1）绝对禁忌证。未纠正或不能纠正的出血性疾病；未控制的高血压和糖尿病；非梗阻或败血症引起的未控制的尿路感染；结石同侧有脾大或肝大；肾结核；同侧上尿路患过移行上皮癌做过局部切除或经输尿管电灼；孤立肾；对造影剂过敏；患者极其肥胖，从腰部皮肤到肾超过 20 cm；不能合作者。

（2）相对禁忌证。肾位置高，进路需在第 12 肋以上；凝血机制不完全正常或有氮质血症；先天异常，如蹄铁肾或盆腔异位肾；肾活动范围很大；嵌顿很紧的输尿管结石；肾内集合系统很小或肾内有分叉。

3. 术前准备

经皮肾造口前，需检查血常规、尿常规、肝功能、肾功能、血清电解质、出凝血时间及尿培养。检查血型，对体质较弱、贫血或估计手术较为困难的患者，术前应备血。

术前还需摄腹部平片、尿道造影正侧位片以及斜位片，有助于术者了解肾盂、肾盏的解剖结构，确定经皮穿刺的路径。术前尿常规正常、尿培养阴性，于经皮肾造口开始前 30 min 静脉滴注抗生素并持续到术后 3 ～ 5 d。如果尿培养有细菌存在，应在术前 2 ～ 3 d 开始，静脉给予抗生素，术后继续给药至体温恢复正常，改为经口服尿路抗感染药直至拔除肾造口管后 5 ～ 7 d。

4. 手术步骤

（1）经皮肾镜检查术的灌洗液。凡是腔内泌尿外科的操作，为保持内镜视野的清晰，都需要大量的灌洗液，经皮肾镜检查术的操作也不例外。在肾镜检查过程中，往往有相当量的灌洗液流入到肾周围组织中被机体吸收掉。如果吸收的灌洗液量很大，灌洗液的成分及温度会对机体的水、电解质内环境平衡的维持有较严重的影响。

如果肾镜检查操作时间短，应用普通蒸馏水作为灌洗液，一般不会引起并发症。如果操作时间长，机体吸收灌洗液量大，使用普通蒸馏水作为灌洗液可有溶血和低钠血症的危险。如果单纯进行肾镜检查术而不进行高频电流器械操作，一般应用静脉用的生理盐水即可。因为生理盐水有一定的侵蚀性，所以 X 线检查台必须有良好的防水保护装置，以免生理盐水的流入造成 X 线机器设备的损坏。

在肾镜检查过程中，应将生理盐水加热至接近人体的温度（以 37 ℃为宜），以避免机体温度的过度下降，不至于使患者发冷，出现寒战，影响肾镜检查操作的进行。灌洗液瓶的高度距离人体 40～60 cm 即可，压力不宜太高，以减少机体对灌洗液的吸收。有缺血性心脏病、心肌病或心脏瓣膜疾病的患者，应严格监控灌洗液的出入量，对于这些患者，灌洗液的过量吸收可造成循环系统负载过重，有导致左心衰竭的危险。

（2）麻醉与体位。

①麻醉。若是单纯经皮肾造口，可以在局部麻醉下完成。如果经皮肾造口作为肾镜取石前的准备，因皮肾通道扩张较粗，术中操作时间较长，局麻下操作患者常感疼痛而难以耐受。通常可采用连续硬膜外麻醉，方法简便，麻醉范围易于调整，维持时间较长。但如果患者长时间处于俯卧位，亦可使麻醉平面上升而引起呼吸抑制，术中应密切注意。一般不用蛛网膜下隙麻醉，因麻醉后患者体位变动较大，麻醉范围不易控制。麻醉平面过高，加上患者处于俯卧位，极易引起呼吸抑制。如果患者不太合作或有肺功能不全、心血管疾病，可以施行全身麻醉，在调节呼吸方面可能较为安全。

②体位。患者一般取肾区腹侧垫高完全俯卧位或患侧垫高 30° 俯斜位。采取哪种体位，需根据肾的解剖位置、肾盏定向而定。这些可根据术前的尿路造影片确定。此外，尚需考虑到肾盏与检查台的夹角，以利于穿刺进针、扩张、取石等操作。通常取完全俯卧位，肾区腹侧用可透 X 线的软枕垫高，穿刺针与 X 线检查台或体表呈 45°～50° 夹角，经后肾盏穿向肾盂。如果取患侧垫高 30° 俯斜位，则后肾盏与 X 线检查台约呈 80° 角，此时，穿刺针几乎可以垂直向台面方向穿刺，经后肾盏进入肾盂，也可将患者倾斜至 60° 角，穿刺针垂直向台面方向穿刺，经前肾盏进入肾盂。

（3）留置输尿管导管。

①留置输尿管导管的目的。可行人工肾盂积液，以便于穿刺和明确穿刺是否成功；留置的输尿管导管在手术中有定位作用，同时在碎石治疗过程中可防止小碎石向输尿管远端移位。

②留置输尿管导管的方法。麻醉成功后患者取截石位，可通过膀胱镜和（或）输尿管镜向患侧输尿管逆行插入输尿管导管。输尿管导管型号以 5～7 F 为宜，既便于逆行注液形成人工肾盂积液，又能防止小碎石向输尿管远端移位。置入的输尿管导管长度依患者身高而异，一般以可至肾盂、能通畅引流又不引起肾损伤出血为宜。留置膀胱导尿管，将输尿管导管远端固定在导尿管上。

（4）建立经皮肾穿刺通道。

①超声引导下经皮肾造口术。

A. 用物准备。

超声装置：选用线阵实时超声成像仪或扇形实时成像仪均可。它能实时地观察监视引导穿刺全过程，可显示穿刺针行走途径和针尖到达部位。

穿刺探头：可选用专用穿刺探头，也可以用附加导向器装置的普通扫描探头。超声引导下经皮肾穿刺一般不需要注入造影剂显示收集系统，故在患者肾盂、肾盏系统不佳及严重氮质血症而又对造影剂过敏时，超声引导定位穿刺更有优越性。操作过程中，不需要放射保护，因而使用简便、安全、可靠。

穿刺针：可选用 16 ～ 18 G 普通穿刺针（PTC 针）。

穿刺探头手术前用甲醛密封熏蒸 24 h。穿刺针、导丝及扩张器等可于术前 2 h 用 75% 的乙醇或氯己定消毒液浸泡消毒。

B. 操作方法。超声定位后，在穿刺处做皮肤小切口。穿刺经路选在肾的中下盏为宜。在超声引导下，固定好穿刺探头，在患者吸气屏气间隙将穿刺针迅速刺入收集系统。局部麻醉下经皮肾造口最大优点是患者处在清醒状态下，可根据呼吸方式调整肾的位置，使其处在最佳位置进行穿刺。穿刺成功后，拔除针芯，有尿液自针鞘内流出。将直径 0.97 mm "J" 形导丝经针鞘插入肾盂，若能进入输尿管内更好。拔出针鞘，以导丝为轴心，按顺序先后套入 Teflon 扩张器，逐级扩张穿刺通道。扩张过程中助手一定要固定导丝，以免导丝滑脱出来。扩张器在通过腰背筋膜时往往阻力较大，可采用边旋转边前进的手法将其沿着导丝缓慢滑入肾盂内，防止扩张过程中导丝发生扭结。穿刺通道扩张的程度可根据肾引流目的而定。若单纯引流，可将通道扩张为 10 ～ 12 F，然后将 8 ～ 10 F 猪尾管或 Cope 导管套在导丝上置入肾盂内。拔出导丝，用缝线将肾引流管固定在皮肤上，并连接到无菌引流袋上。若长期引流，可将皮肾通道扩张至 16 F，置入 14 F 的 Councill 导管或 Malecot 导管。

② X 线监视下经皮肾造口术。

A. 明确目标。在 X 线监视下经皮操作，穿刺前必须显示收集系统。一般可以采用以下几种方法，使穿刺目标明确。

如果患者肾功能正常，静脉注射 60% ～ 70% 泛影葡胺 40 mL，或静脉快速滴注上述浓度的泛影葡胺 80 ～ 100 mL。在给药后 5 ～ 15 min，收集系统即可被清楚显示。为充分利用收集系统显影，给药最好在患者已躺在 X 线检查台上，穿刺前的准备工作已妥当的时候进行。

如果患者肾积水明显，排泄性尿路造影方法显影不满意时，可用22～23号肾穿刺针直接试穿刺入肾，再经穿刺针注入造影剂。有条件时可在超声引导下进行肾穿刺造影，穿刺成功率高，且可减少X线对术者的照射。

应用输尿管逆行插管注入造影剂，插管时要使导管的尖部尽可能放置到肾盂输尿管连接部。插入输尿管导管除了可以经导管注入造影剂，使肾盂、肾盏显影，利于定位穿刺外，还具有以下作用。第一，导管可以阻止结石碎片掉入输尿管内。当然，这种作用如使用带气囊输尿管导管效果则更好。第二，插管有可能将上段输尿管结石推入到肾盂内便于取出。第三，在行经皮肾镜检查时，可较容易地鉴别出肾盂输尿管连接部。

对较大的不透X线的完全铸型结石，一般不需另行排泄性尿路造影或输尿管逆行插管注入造影剂显示收集系统。可以直接以电视屏上结石阴影为目标穿刺进针。当碰到结石后，即证明穿刺成功，随即进行扩张，经皮操作多能成功。

B. 操作方法。腰部穿刺通常在腋后线与第12肋缘交叉点以下2 cm处。用刀将穿刺处皮肤切开1.0～1.5 cm切口，然后用弯血管钳将皮下组织、肌层直至腰背筋膜撑开，以利于下一步扩张器的扩张。穿刺在超声穿刺探头引导下进行，或在X线监视下用造影剂显示收集系统后进行。如果有肾积水，可先用22号标准规格的细针试做定位穿刺。穿刺成功后，注入造影剂显示收集系统。根据患者体位，使穿刺针与X线检查台或患者体表呈一定角度或几乎垂直穿入欲穿刺的肾盏。当穿刺进入肾时，转动C臂X线机透视监控装置，核对针尖确实处在欲穿刺的肾盏后，将穿刺针向前推进2～3 cm。一旦穿刺成功，拔出针芯即可有尿液或造影剂自针鞘内流出。如果无造影剂流出，可用1支5 mL或10 mL的注射器接到穿刺针上，然后一边回抽一边前后小距离移动穿刺针，直至抽出尿液和造影剂。如果多次穿刺引起肾内出血，自针鞘内流出的为血性液体，则难以判断穿刺是否成功。在这种情况下，可通过穿刺针注入少量造影剂，看是否能显示出收集系统或造影剂外溢形成一片模糊影像。此外，还可以经逆行输尿管插入导管注入造影剂或生理盐水，看能否从穿刺针鞘内流出。经上述措施，确无尿液和造影剂被抽或吸出的为纯血液，注入造影剂又不能显示收集系统的，则需要重新穿刺。

证实穿刺针成功地进入收集系统后，如果作为单独肾内减压，或顺行肾盂穿刺造影，或肾盂穿刺肾盂压力流量的测定，只要拔出针芯、针鞘，保留Teflon外鞘即完成了经皮肾穿刺的操作。

（5）扩张肾通道。穿刺成功以后，经针鞘插入1根软"J"形导丝至肾盂或输尿管内。单纯肾引流，一般放置 8～10 F 肾引流导管即可。皮肾通道扩张可用半硬弹性扩张器，通道比较容易扩张为 10～12 F。为防止导丝弯曲或扭结，每次均应在 X 线监视下进行。扩张器通过腰背筋膜与肾包膜时常有阻力感，应将扩张器边旋转边推进，直至肾盂内。同时助手应将导丝向外轻轻牵拉，使导丝保持一定张力，这样有利于扩张器沿导丝进入肾盂。需注意的是，导丝必须有足够的长度置入收集系统内。此外，必须在 X 线监视下，严密观察扩张器推进与导丝被牵拉状况，以防导丝脱出肾外。应用血管扩张器或筋膜扩张器扩张，每扩张 1 次，均需取出前 1 根扩张器，在导丝上再套入口径大一号的扩张器。因此扩张过程中，极易造成导丝弯曲、扭结的危险。一旦导丝弯曲或扭结，扩张器将不能进入集合系统，必须更换导丝。方法是在扭曲的导丝上套上 1 根 5 F 导管，并将其送入收集系统内，抽出扭曲的导丝。如果需要继续扩张，为避免再度发生导丝扭曲，可改用 1 根较硬的环扭导丝取代软"J"形导丝，通过 5 F 导管置入收集系统内，拔出导管，套上扩张器继续进行扩张。当皮肾通道扩张为 10～12 F 时，可用口径较小的肾造口管，如 8～10 F 猪尾管、Cope 导管及口径相适宜的其他类型的肾引流管，套在导丝上置入肾盂内。为防止滑脱，可用缝线固定。

如果是为了放置肾镜检查或行经肾镜取石术，特别是行一期或延迟的二期经皮取石术，皮肾通道往往需要扩张较粗（20～34 F），扩张通道技术要求较高。为确保通道扩张成功，一般需要放置 2 根导丝。1 根作为扩张用的工作导丝，另 1 根作为备用，以备工作导丝滑脱造成皮肾通道迷失时，仍可以沿其寻找到正常通道，重新置入扩张器进行操作，称为安全导丝。我们通常用肾造口穿刺针进行穿刺。穿刺成功后拔出针芯及针鞘，保留 Teflon 外鞘。经外鞘插入 1 根 0.89 mm 或 0.97 mm 的软"J"形导丝至肾盂内，并尽可能插到输尿管内直至其下段。真正扩张通道之前，还需要放置 1 根导丝。用 Teflon 扩张器套在已置入的导丝上，从 5 F 开始扩张，逐渐递增扩张为 10～12 F。固定好导丝，拔出扩张器，将 8 F 工作导管套在导丝上插入收集系统内。然后把 10 F 或 12 F 的宽腔导管套在 8 F 导管上同轴送入肾盂内，取出 8 F 导管，通道内保留宽腔的 10 F 或 12 F 导管。将第 2 根导丝经宽腔导管插入收集系统，一般选用较硬的环扭导丝或硬性的 Lunderquist 导丝。这第 2 根导丝即为工作导丝，用作扩张通道。取出宽腔导管，将安全导丝固定好，以防止脱出。选用扩张器顺序套在工作导丝上将通道扩张为 24～34 F。根据使用扩张器类型的不同，一般有以下 2 种扩张方法。

①应用叠进（套入）式金属扩张器扩张。先将 8 F 中心金属导子套在工作导丝上，在 X 线监视下顺导丝放入肾盏内，固定其深度。助手应牢靠持住金属导

子，使其不能随着扩张器向前推进或向后退出。术者推进扩张器遇到腰背筋膜、肾包膜有阻力时，应一边旋转扩张器一边推进，使每根扩张器远端进入的深度，几乎与中心金属导子尖端球形平齐，逐渐扩张至 24 F。最后将 26 F 金属肾镜镜鞘套在 24 F 扩张器外送入。

②应用半硬弹性扩张器扩张。在工作导丝上套上 8 F 的 Teflon 工作鞘插入收集系统内，再将 Amplatz 扩张器套于 8 F 工作导管上，顺序逐级扩张。此法较筋膜扩张器直接套在工作导丝上扩张发生导丝扭结的危险性要小。当用扩张器将皮肾通道扩张到适当的程度（24 ~ 30 F）时，根据需要可将相应配套的 Teflon 工作鞘（28 ~ 34 F）套在扩张器上，一同缓慢旋转插入收集系统，使 Teflon 工作鞘的尖端超过扩张器。扩张完毕后，取出扩张器工作导丝与 8 F 工作导管。

在扩张皮肾通道的整个过程中，必须注意要使每 1 根扩张器经过相同的路径进入肾收集系统内。此外，注意到以下技术细节，可使操作更为容易。

皮肤切口大到足以允许最大号的扩张器顺利通过，以防止较粗的扩张器被卡在皮肤切口处。

应用弯曲管钳将皮下组织、肌层、腰背筋膜撑开，以减少对扩张器的阻抗。

最初顺导丝插入 5 F Teflon 扩张器及置入 8 F Teflon 工作导管、应用筋膜扩张器或应用叠进（套入）式金属扩张器插入 8 F 中心金属导子，均应在 X 线监视下仔细进行操作，以免导丝弯曲或发生扭结，使扩张变得困难甚至无法进行。

扩张之前，工作导丝的软尖必须进入输尿管内，实在进入不了输尿管，至少应在肾盏或肾盏内盘绕 10 ~ 15 cm，以免扩张时导丝退缩至肾包膜外。

每次更换扩张器时，助手应在靠近皮肤处持住导丝，以免取扩张器时一并将导丝带出。

扩张时扩张器应按顺序逐渐放置进行，如越级扩张，通道阻力较大，不易通过，且易造成组织损伤。

如果皮肾通道弯曲，宜选用半硬性扩张器。如果路径瘢痕组织较多则不宜选用半硬弹性扩张器，而选用金属扩张器更好。

（6）检查术的操作。

①硬性肾镜检查术的操作。肾镜的检查一般需在 X 线监视下进行，有助于了解肾镜与结石、导丝在收集系统内的位置。关于硬性肾镜放置到肾收集系统内，根据所选扩张器的不同，放置方法也略有差异。如果选用单根金属扩张器，扩张通道完毕，拔出最后 1 根扩张器，必须将有中空锥形的闭孔器与镜鞘同轴套在工作导丝上，一边旋转一边推进将闭孔器同镜鞘放入到收集系统内，固定好镜鞘，

使其保留在皮肾通道内。然后将闭孔器连同工作导丝一道拔出，再将肾镜插入镜鞘放入肾盂内。如果选用叠进（套入）式金属扩张器，待通道扩张完毕，将镜鞘套在最大号金属扩张器外面送入肾盂内，拔出所有扩张器及工作导丝，将肾镜放入镜鞘内即可开始下一步操作。应用 Amplatz 扩张器，通道造设完毕后常保留 Teflon 工作鞘，拔除扩张器及导丝后，可直接将肾镜经 Teflon 工作鞘置入收集系统内操作，所以甚为方便。

硬性肾镜放入收集系统后，由于肾盂、肾盏的解剖结构较之囊状的膀胱腔要复杂得多，加上肾镜的视角较小，往往不易判别肾镜处在肾收集系统的何处，最好的方法是寻找到安全导丝，并沿着导丝设法找到肾盂输尿管连接部并进入上段输尿管，此时可以看到逆行插入的输尿管导管。然后将肾镜缓缓退到肾盂输尿管连接部，再后退 0.5～1.0 cm。如果看到光滑平整，略显白色，上有正常纤细血管走行的肾盂黏膜，即可证实肾镜是在收集系统内。以肾盂输尿管连接部（肾盂出口）为标志，按顺序行肾盂及各个肾盏检查，重点检查病变处。由于硬性肾镜的不可曲性，对平行于肾通道的邻近肾盏难以观察到，如有必要，另选肾盏穿刺造设通道，放置肾镜进行检查。

肾镜插入收集系统后，开始观察时，出血常导致能见度差或视野被血凝块遮蔽而无法观察，此时可加快灌洗液的冲洗速度，并经肾镜插入一根导管将血凝块吸出，或用鳄口钳将血凝块挟持拖出，可使视野迅速变得清晰。检查过程中，如果肾镜连同镜鞘或 Teflon 工作鞘后撤太多，进入肾实质或肾脂肪囊内，可以看到红色易出血的肾实质或淡黄色似海绵状发亮的组织。如果经肾镜直视下能看到肾创口，可将镜鞘或 Teflon 工作鞘挪置创口处，轻柔地稍稍用力将其重新置入收集系统内。如果肾实质大量出血遮蔽了术者的视野，则应重新置入导丝，将镜鞘与闭孔器套在导丝上，在 X 线监视下沿原通道置入肾内。

应用硬性肾镜检查，操作必须轻柔，切忌使用暴力，否则，有可能造成肾盂穿孔及出血，甚至有撕裂肾实质的危险。

②可曲性肾镜检查术的操作。应用可曲性肾镜检查之前，术者应熟悉所使用的器械，了解清楚其性能与操作方法。首先要调整好观察镜的焦距，可将一块纱布敷料放在肾镜的物镜前方约 1 cm 处，然后旋转目镜端焦距调节器，直至观察镜能够看清纱布敷料的纤维为止。

术者用右手握住镜柄，并把拇指放在转向器上，左手轻轻扶住纤维镜身。可以从观察镜的视野内看到黑色三角形定向标志物（有的肾镜则没有）。尖端弯曲转向可根据镜柄上侧臂操作孔道的位置来判断。肾镜尖端弯曲转向始终与侧臂操作孔道处在同一平面上，也就是说将侧臂操作孔道朝上或朝下，调节转向器时，尖端弯曲转向只能向上或向下。将肾镜旋转 90°，使侧臂操作孔道处在水平位置，此时调节转向器，则尖端弯曲向左或向右。可曲性肾镜尖端向上下或左右弯曲度数不相等，通常向一侧弯曲度数较大，向另一侧弯曲度数则较小。观察中若需要尖端弯曲度较大，除了调节调向器外，还需要旋转镜身。

可曲性肾镜可以通过金属肾镜镜鞘或 Teflon 工作鞘放入收集系统内。在检查时术者可根据需要，使其尖端呈直线 0°（直视），也可以使其尖端弯曲成 30°，以利于观察整个收集系统。选择并调节好观察度数，将转向器上锁卡扣住即可固定尖端，使其处于直线状或呈某一定角度的弧。肾镜插入收集系统后，直视下沿着安全导丝寻找到肾盂输尿管连接部，然后外撤少许即进入到肾盏内。对收集系统的观察一般需从纵向和横向 2 个方向进行。须注意的是，将弯曲的肾镜尖端从检查的肾盏内撤出时，需做与进入肾盏时同样的操作，但调节转向器方向要相反，以免损伤或撕裂盏颈。

可曲性肾镜的操作，应在 X 线监视下进行。注入造影剂显示集合系统，有助于了解肾镜尖端在收集系统内的位置或状态，以免插得过深发生扭曲，损坏器械。在 X 线监视下有助于引导肾镜进入直视下不能进入的区域，可预先把导丝置入欲行检查的肾盏或输尿管中，然后把肾镜套在导丝上，在 X 线荧光透视下有可能成功送入。

应用可曲性肾镜检查过程中，动作必须轻柔仔细，任何暴力都有可能损伤其内的光导纤维束，缩短其使用寿命。

二、经皮肾镜取石术

1. 适应证

（1）各种肾、输尿管上段结石，都是经皮肾镜的适应证。下列几种要首选经皮肾镜：长径> 2.5 cm 的肾结石，尤其是铸型结石；复杂肾结石、有症状的肾盏憩室结石、肾内型肾盂合并连接部狭窄的结石等；胱氨酸结石、ESWL 无效的一水草酸钙结石。

（2）输尿管上段或连接部狭窄。

（3）取肾盂、输尿管上段的异物。

2. 禁忌证

（1）未纠正的高血压、冠心病、心力衰竭、急性感染和糖尿病。

（2）肾高位，严重脊柱畸形不能俯卧或伴有明显的肝脾大，使穿刺造口时相对不安全。

（3）不能控制的出血性疾病或出血倾向是唯一的绝对禁忌证。

3. 术前准备

（1）常规检查准备。术前根据患者状况，进行 X 线、B 超、CT 或 MRI 及放射性核素显像等检查，以明确诊断和了解患者各脏器功能情况。

①X 线检查。腹部平片可以明确结石的大小、形态、数目和位置。排泄性尿路造影了解双肾功能、收集系统结构形态与结石的关系、结石的位置与第 12 肋的关系，有助于术前选择经皮肾穿刺最佳路径。手术当日复查腹部平片，明确结石位置有无变化。

②B 超检查。适用于 X 线检查不够明确、阴性结石、急危重、重度肾功能不全、对静脉造影剂过敏的患者。

③CT 和 MRI 检查。有助于明确显示肾解剖及肾与周围组织之间的关系，特别在危急或复杂情况下，腹部 CT 或 MRI 检查是一个重要的诊断方法。

④放射性核素显像。术前使用放射性核素显像有助于了解肾功能。

⑤实验室检查。术前还必须进行心肺功能和肝肾功能检查，做血常规、尿常规及出凝血时间检查。

（2）患者准备。

①思想准备。术前应将手术的必要性告知患者，并让患者了解手术过程、术后可能出现的情况、术后应如何配合治疗以及如何休养才能尽快恢复等问题，消除患者的恐惧心理，稳定患者情绪，使患者休息充分，提高患者对手术的耐受程度。

②皮肤准备。将手术区域的毛发剃去，并清洁皮肤。

③术前用药。术前可用镇静或催眠药物，静脉使用广谱抗生素预防感染。

④器械准备。所需器械包括肾造口通道扩张器、术中定位用的 X 线机、肾镜或输尿管镜、气压弹道碎石机或钬激光机以及取石钳等。

（3）治疗泌尿系统感染。术前尿常规异常和发热者，使用敏感抗生素；怀疑肾积脓者，先穿刺引流，感染控制后行二期手术。

4. 手术步骤

（1）麻醉与体位。

①麻醉。单纯肾造口在局麻下即可完成。一期 PCNL 采用连续硬膜外麻醉，可以保证长时间手术，利于患者屏气配合操作。经皮肾镜操作中患者体位变动大，蛛网膜下隙麻醉会使麻醉平面不稳，且对血压影响大。

②体位。麻醉后先截石位，留置 5～7 F 输尿管导管和尿管。输尿管导管的作用：注水增加肾盂内压力，利于穿刺成功；适当注入造影剂可使目标肾盏显影，引导穿刺方向；可以作为辨别肾盂输尿管的标志；碎石过程中防止碎石进入输尿管；通过导管加压注水，利于碎石从操作鞘中排出。

肾穿刺和操作体位采用俯卧位，将腹部垫高。

（2）手术方法。PCNL 的关键是建立并维持合理的经皮肾造口通道。镜下辨认肾盂、肾盏、输尿管的方向对于寻找结石也非常重要。此外，要掌握有效的碎石、取石方法。

①选择穿刺入路。常规选择第 12 肋缘下与腋后线交界处，通过肾后外侧，经肾实质进入收集系统，避免直接刺入肾盂。因为直接穿刺肾盂在扩张时易损伤肾血管，通道的建立亦难以成功。肾盂的结石选择经下盏或中盏进入，中盏的结石选择直接穿入，上盏和下盏的结石可选择经下盏穿入，相对来说选择积水明显的肾盏更方便建立通道，且较易进入相邻各盏。多个位置的结石或鹿角形结石可能需要 2 条或 3 条穿刺造口通道。

②显示收集系统。需要根据影像设备选择显示收集系统。进行穿刺前要辨认穿刺目标。显示的方法如下。

A. 静脉肾造影，手术时从静脉注入造影药，待肾收集系统显影。此方法方便，但在肾功能不正常时显露不清，而且显露时间较短。

B. 输尿管逆行插管注入水或造影药。此法能清楚显示收集系统并适当扩张，有助于成功穿刺，并可阻止小碎石进入输尿管；肾镜观察时见有输尿管作标志有助于镜下解剖位置的辨认；可根据需要多次重复注入造影药，将收集系统显示清楚。

③建立经皮肾穿刺造口通道。在已选好的穿刺点皮肤上做一小切口，用带针芯的穿刺针按拟定位置刺入收集系统，取出针芯，见有尿液流出为穿刺成功。将金属导丝经针鞘插入肾收集系统，并保持一定深度，最好能进入肾盏内，这样导丝在扩张通道过程中不易脱出和扭曲。

放置好导丝后，退出针鞘，按由小至大的顺序用扩张管逐一沿导丝将穿刺道扩大到能插入肾镜或输尿管镜，退出扩张管，留置工作鞘和导丝。

④碎石与取石。将肾镜经工作鞘放入肾收集系统内，观察找到结石并调整好工作鞘的位置，用碎石器将结石击碎后用取石钳钳出。在这个过程中，选择一期取石关键在于建立通道后没有明显的活动性出血。留置 1 条金属导丝作为安全导丝至关重要，万一工作鞘脱出可沿安全导丝再次进入肾收集系统内。如无安全导

丝留置，工作鞘脱出后再次进入肾收集系统就很困难，往往需要重新穿刺造口。使用钳子钳夹结石时注意不要将导丝夹在一起。在取石过程中，助手要固定好工作鞘和导丝，以免脱出。如术中出血明显，视野不清，可中止手术，放置肾造口管，待二期取石。二期取石一般在造口 5 ～ 7 d 后进行，由于造口管的形成，患者不易出血，此时术野较清楚，不易损伤肾收集系统，较为安全。

（3）注意事项。

①通道通畅。切开皮肤时应将浅筋膜一同切开，要使扩张器通过时阻力最小。导丝插入位置应足够深，同时应设置安全导丝，以免因导丝脱出而失去通道。

②避免假道。扩张器每次均应沿同一通道进入肾收集系统，避免形成假道，扩张期间，如有导丝有扭曲成角或脱出，应及时更换新导丝。扩张时应根据通道处组织状况选择不同的扩张器，尽可能使用自己较为熟悉的扩张器。

③固定导丝。每次退出扩张器时，应让助手在靠近皮肤处固定导丝，以免导丝随扩张器一并带出。

三、术中并发症及处理

（1）术中出血。经皮肾镜手术过程中常有少量出血，发生大出血的概率为 1% 左右，大出血多为在扩张或取石时损伤肾动脉后支或撕裂肾实质所致。

穿刺要选在第 12 肋缘下 1 ～ 2 横指近腋后线处，能经肾外后侧"无血管区"进入收集系统。穿刺入路偏中易伤及肾动脉分支。取石时要注意勿误夹肾组织。出血量较多时可中止手术，置入肾造口管并闭合，压迫止血，出血一般可在数分钟内得到控制，另待择期手术。如无效应考虑开放手术止血或肾动脉栓塞。

（2）肾盂穿孔。器械移动幅度过大容易造成穿孔，可注入造影剂明确诊断。发现肾盂穿孔立即停止手术，放置输尿管支架管及肾造口管，充分引流。待二期治疗结石。

（3）稀释性低钠血症。水吸收过多所致。停止手术，急查电解质，给予高渗盐水、利尿、吸氧等治疗。

（4）邻近脏器损伤。第 11 肋间穿刺可能损伤胸膜，利用超声引导穿刺可以避免。一旦发现患者出现气胸，立即停止手术，按气胸的处理原则治疗。损伤肠管，保守治疗常有效。

四、术后并发症及处理

（1）术后出血。延迟出血发生在术后 3 周内，发生率约 1%，原因有感染、假性动脉瘤、动静脉瘘等。多经非手术治疗治愈。如果出血量大或多次发生出血，需考虑开放手术或肾动脉栓塞。

（2）肾周积脓。重在预防。术前准备充分，术后保持输尿管导管、肾造口管通畅。

第三节　腹腔镜技术

1. 适应证

（1）肾上腺外科手术。肾上腺囊肿、原发性肾上腺皮质腺瘤、体积较小的无功能肾上腺肿瘤、直径 < 4 cm 的嗜铬细胞瘤可采用腹腔镜手术治疗。皮质醇增多症患者因肥胖，肾上腺周围脂肪较多，寻找及暴露肾上腺有一定困难，应慎重选择腹腔镜手术，特别是经后腹腔途径。

（2）肾手术。目前腹腔镜开展了肾切除术、保留肾单位的肾部分切除术、肾癌根治性切除术、肾囊肿去顶术、肾盂输尿管成形术、肾下垂复位固定术、活体供肾取肾术等。体积较小且无粘连的无功能肾或萎缩肾是腹腔镜肾切除术的理想病例。

（3）输尿管手术。通过腹腔镜可以治疗肾盂输尿管连接部梗阻和输尿管狭窄，还可以治疗腹膜后纤维化、下腔静脉后输尿管所致的输尿管梗阻。对于输尿管结石，腹腔镜输尿管切开取石术不推荐作为首选治疗方法。

（4）膀胱手术。不伴有膀胱出口梗阻且憩室口较小的原发性膀胱憩室可以通过腹腔镜治疗。其他腹腔镜膀胱手术有膀胱部分切除术、膀胱憩室切除术、肠道膀胱扩大术、输尿管膀胱抗反流术等。

（5）前列腺手术。主要是前列腺癌根治性切除术。

（6）淋巴结清扫术。包括盆腔淋巴结清扫术和腹膜后淋巴结清扫术。盆腔淋巴结清扫术只作为前列腺癌患者临床分期判断的手术。

（7）隐睾探查或切除术。对高位隐睾可采用腹腔镜在腹腔内寻找。

（8）精索静脉高位结扎术。用于治疗原发性（非梗阻性）精索静脉曲张，双侧需要同时手术时腹腔镜则显示出明显优势。

2. 禁忌证

（1）腹腔镜手术的相对禁忌证。患有严重出血性疾病、心肺疾病及不能耐受麻醉和手术的其他全身性疾病时，不应进行手术；手术通路、手术部位或器官存在急性感染时不应选用腹腔镜手术，如腹腔感染、肾周感染、泌尿系统感染等。既往肾周、肾感染或二次手术估计局部粘连较重者慎用腹腔镜手术；既往腹腔内感染或手术，有腹腔内粘连者最好不选择腹腔途径，腹膜后途径则不受此项限制；过度肥胖者因脂肪组织较多，显露泌尿系统较困难，应慎用腹腔镜手术。

（2）腹腔镜手术的绝对禁忌证。原有腹腔内炎症、手术、创伤史，明显肠扩张者；特别肥胖者；有肝硬化和门静脉高压症者；心肺功能不全者；未纠正的凝血功能障碍。

3. 腹腔镜手术入路

男性泌尿生殖器官主要位于腹膜后间隙。腹膜后脏器的腹腔镜手术，初期主要采用经腹腔入路，随着技术的进步和器械的改进，20世纪90年代初逐步开展了经腹膜后入路。

（1）经腹腔途径。包括侧卧位经腹腔入路和仰卧位经腹腔入路。侧卧位经腹腔入路适用于处理单侧肾、肾上腺病变。常选用脐旁或腹直肌外缘平脐水平进入第一个套管放入腹腔镜，其余套管位置根据手术要求选择。仰卧位经腹腔入路适合于处理膀胱、前列腺、输尿管下段、隐睾、精索静脉等部位病变。一般采用脐上或脐下做第一套管位置，其余套管位置根据手术需要选择。

①经腹腔途径腹腔镜手术优点。经腹腔途径可进行所有的腹腔镜手术。优点是解剖标志清楚、手术空间大、视野清晰，必要时可同时处理双侧病变，因此早期的泌尿外科手术均经腹腔路径进行。

②经腹腔途径腹腔镜手术缺点。经腹腔途径腹腔镜手术的缺点为所需通道较多，需4～5个，而且存在着易损伤腹内脏器、污染腹腔、引起肠麻痹，甚至肿瘤种植等风险。腹腔有外伤、手术史或粘连时不易操作。泌尿系统为腹膜后和腹膜外器官，经腹腔手术路径远，对腹腔干扰大，因此，目前泌尿外科腹腔镜手术多采用腹膜后途径。既往有腹部手术史和腹部感染病史不宜采用经腹腔途径。

（2）经腹膜途径。包括侧卧位腹膜后入路和仰卧位腹膜前入路。侧卧位腹膜后入路用于肾上腺、肾、输尿管、精索静脉等部位的手术，第一通道常选择在腋中线髂嵴上2～3 cm处。仰卧位腹膜前入路，多用于膀胱、前列腺等器官的手术，第一通道常选择脐上缘或下缘。

①人工后腹腔。腹膜后间隙多为疏松组织，无重要血管神经组织。1992年，

Gaur 率先利用类似血压气泵和袖带样结构的腹膜后气囊分离器先扩张腹膜后间隙，形成人工后腹腔，再建立气腔。有报道称，利用侧卧位借助重力使腹腔内脏器移向对侧，可以直接应用镜体直视下分离出腹膜后间隙（IUPU 法）。

②后腹腔镜手术与经腹腔途径腹腔镜手术比较。前者受腹腔内脏器干扰小，并减少内脏损伤的可能；易于鉴别肾动脉，以及处理肾背侧病变，不受或少受腹腔内既往有手术、创伤、感染等病史影响；CO_2 吸收量小，可防止细菌、尿液对腹腔内的影响，减少胃肠反应及术后腹腔感染和粘连的机会；并发症少，恢复快。与经腹腔途径相比，其主要存在解剖标志不明确、操作空间受限、止血不便、工作通道间距较近、立体感欠佳等缺陷，给手术操作带来一定困难。若腹膜漏气，须中转开放手术。

③建立后腹腔操作方法。建立后腹腔有两种常用的方法。A. 腋后线肋缘下切一小口，用手指伸入腹膜后间隙分离后放入水囊撑开再置套管。B. 将气腹针插入腹膜后间隙充气，再穿刺插入套管直接分离。用 A 方法能保证水囊置入腹膜后间隙，操作较容易，但较烦琐。切口较大时会有漏气现象，需用丝线缝 1～2 针收紧切口。实际操作中可以根据情况灵活选择或联合应用两种方法。

④后腹腔镜手术常见并发症。A. 皮下气肿，一般都能够自行吸收，严重时可导致纵隔气肿及气胸的发生。B. 术中高碳酸血症，可导致苏醒困难，因此，术中 CO_2 分压过高时要停止气体的灌注。C. 术后继发性腹膜后间隙出血，原因有术中的止血不彻底或穿刺通道的出血未引起注意，可通过术毕的认真检查来预防。D. 术后肠麻痹、肠胀气，其发生与手术时间长，腹腔神经丛受刺激有关，一般不需要做特殊处理，必要时可行胃肠减压治疗。E. 气胸，与术中损伤膈肌或穿刺时损伤胸膜返折有关，一般通过穿刺抽气或闭式引流解决。

4. 腹腔镜手术前准备

（1）肠道准备。腹膜外腹腔镜和腹膜后腹腔镜，不需要进行肠道准备。经腹的腹腔镜手术，温和的机械性肠道准备可用作肠道减压。通常，手术前 1 d 给予清质流食和双醋苯啶栓或枸橼酸镁。充分地做好机械性肠道准备和应用抗生素。根据病理或腹腔镜手术经验来决定是否需要术前放置输尿管支架。

（2）血液制品准备。血型鉴定对于大出血机会较少的腹腔镜诊断或手术已经足够了。更大的腹腔镜手术（如腹腔镜肾切除术），特别是在术者学习阶段的早期，应该像其他开放大手术那样在术前准备 2 个单位的红细胞悬液或采集患者 2 个单位血用作自体血回输。这在医生最初进行腹腔镜大手术时是最为重要的。医生有经验之后，术前血型鉴定和留存血样就足够了，因为行腹腔镜大手术如根治性肾切除术或根治性肾输尿管切除术的患者需要输血的机会很小（3% ～ 12%），估计平均失血量为 106 ～ 255 mL。腹腔镜前列腺癌根治术的输血率也很低（在有经验的中心为 2.5%），术前血型鉴定和留存血样就足够了。

（3）可选择的术前腔内泌尿外科操作和放射学检查。术前的 CT、CT 血管造影和 MRI 对描述手术部位与邻近器官和（或）血管间的解剖关系是有帮助的。对于行腹腔镜肾部分切除术或存在肾盂输尿管连接部梗阻的患者，术前的螺旋 CT 动脉造影和三维重建是至关重要的。它们可以描绘肾的血管系统，并可以在肾肿瘤的病例中清晰地描绘拟切除的解剖层面。对于后者，还要显示冠状位和矢状位的图像。对较大的肾恶性肿瘤（如直径 > 10 cm）行腹腔镜肾切除术时，可以考虑行术前的肾动脉栓塞。对于其他疾病，术前放置输尿管导管或经皮引流管对于术中灌注是很有帮助的（如灌注用靛蓝染色的盐水），手术部位的引流对器官的识别和随后的治疗有很大帮助（如肾盂成形术、淋巴囊肿、肾内囊肿、肾盏憩室）。

不透明的和透明的各种导管都可放置入输尿管，以便于在腹腔镜肾切除术、肾盂成形术、肾输尿管切除术、输尿管松解术、输尿管切开取石术和腹膜后淋巴结清扫术中识别和切开输尿管。根据病理和术者先前的腹腔镜手术经验来决定是否需要术前放置输尿管支架。

5. 腹腔镜手术操作

（1）麻醉与体位。

①麻醉。

A. 腹腔镜手术麻醉方式。一般采用气管插管全身麻醉，常用方式为静脉吸入复合麻醉＋肌松药＋气管插管＋间歇正压通气或双向高频喷射通气。精索静脉高位结扎、隐睾探查切除、肾囊肿等较容易且手术时间短的可选用蛛网膜下隙麻醉或连续硬膜外麻醉。

B. 腹腔镜手术诱导麻醉。静脉诱导或吸入诱导麻醉均可。常选用芬太尼、阿芬太尼作为静吸复合麻醉和诱导联合用药的首选。

C. 腹腔镜手术维持麻醉。维持麻醉一般使用氧气、氧化亚氮、吸入麻醉药辅以肌松药、吗啡类药物。

②体位。泌尿外科腹腔镜手术中，经腹腔途径常采用仰卧位，而腹膜后途径为侧卧位。

A. 仰卧位。上腹部手术常采用头高足低位；下腹部手术或盆腔手术则采用头低足高位；左或右侧腹部手术则将患侧身体抬高 30°　～ 45°　，以利于术野暴露。

B. 侧卧位。侧卧位是泌尿外科最常用的体位，适用于肾上腺、肾等腹腔镜手术，患侧在上，健侧在下。

（2）穿刺。

①穿刺用套管类型。常用的套管有重复试验的前端锥形套管、带有保护鞘的一次性使用套管和钝头套管（Hasson 套管）3 种基本类型。

②穿刺点的选择。在腹腔镜手术中对穿刺点的选择很重要。选择恰当的穿刺点有利于手术的操作，首个穿刺点是内镜安放的位置，尤为重要。经腹腔入路时可选择脐上、脐下、腹直肌外缘、脐与髂前上棘连线中点等位置。经腹膜后入路时可选择腋中线第 12 肋缘下、腋中线髂嵴上 2～3 cm、腰下三角等肌肉薄弱处。其他的穿刺点可选在麦氏点，脐与耻骨连线中点，腹直肌旁和肋缘下等位置。各穿刺点位置不能太近，一般使各器械夹角在 15°～45° 为宜，否则会妨碍操作。

③穿刺与气腹的建立。人工气腹的建立是进行腹腔镜手术的重要步骤，其目的在于避免套管插入腹腔内时损伤腹腔内脏器或引起出血，并使腹腔内保持充分空间以便于观察和操作。气腹建立的失败或不恰当是腹腔镜手术难以顺利进行和发生并发症的常见原因，故熟悉建立人工气腹的操作方法和要点有助于顺利进行手术和减少并发症。

A. 经腹腔途径穿刺。经腹腔途径穿刺患者取平卧位。一般先在脐上缘或脐下缘做一长 1 cm 左右的皮肤切口，在这个位置腹膜附着于腹白线，易于进针，而且腹白线上血管少，不易发生穿刺点渗血，再以布巾钳夹住切口两侧皮肤，向两侧提起以固定腹壁。应避免腹壁牵拉过高使脐周围腹膜呈伞状隆起，如此气腹针易插入腹膜外间隙。然后，术者握住 Veress 气腹针的针柄，腕部用力垂直或略向脐部方向倾斜插入腹腔。因气腹针先后穿过腹白线和腹膜，常有 2 次突破感。

B. 经后腹腔途径穿刺。患者取传统腰部手术体位，腰部抬高，使腰背筋膜略有张力即可，这样一是容易定位，二是气腹针易插入。一般在髂嵴上缘 2 cm 与腋中线交叉点处垂直插入气腹针，待针刺有突破感后即停止。除了盲目穿刺外，也可以做一小切口，分开肌肉，到达后腹腔，在直视下置入 Hasson 套管。因 Hasson 套管与腰背筋膜不完全闭合，易漏气，须用缝线紧密缝合切口，漏出的 CO_2 易进入皮下组织被吸收，引起高碳酸血症，增加麻醉危险。

④气腹针插入验证方法。气腹针是否进入腹腔，可用以下方法来证实。

A. 抽吸试验。用注射器抽取 5～10 mL 生理盐水，经气腹针推入，如无阻力且反复抽吸无注入盐水抽回，说明针尖位于游离腹腔内；如抽回注入盐水，提示针尖在腹膜外间隙，需重新穿刺；如抽出血液或肠液，提示针尖位于血管或肠腔内，应重新穿刺，并检查损伤器官，必要时需中转开放手术。

B. 充气试验。估计气腹针位于腹腔内后，将注气管与气腹针相连，开始充气并观察腹内压的变化。如针尖位于游离腹腔内，初始充气时腹内压不应超过1.3 kPa（10 mmHg），随充气量增加而腹内压逐渐升高。如果初始充气压力就高于此数值，可能气腹针与网膜或肠管贴附或腹部肌肉松弛不够，可上提腹壁或调整气腹针位置。如果腹内压仍高于此数值，表明气腹针位于腹膜外间隙或其他有限的空间。

C. 叩诊试验。游离腹腔充气后，腹壁均匀膨隆，肝浊音界消失。如果腹壁不对称膨胀，则提示腹膜外间隙充气或气体被注入胃肠道内。

D. 建立人工气腹常用的气体。建立人工气腹常用的气体为 CO_2，CO_2 有不助燃、无毒、在血液中溶解度高、不容易发生气体栓塞等优点。因此，CO_2 气腹不影响电刀或激光的使用，即使有少量 CO_2 吸收入血，也不会引起气体栓塞。但如果腹压过高、手术时间过长、手术中有大静脉损伤，可引起 CO_2 积聚，发生酸中毒或气体栓塞。特别是有糖尿病、心肺功能不全或休克的患者更应加以注意。手术时应采用过度换气的方法，这样可增加 CO_2 的排出，手术结束后，应将腹腔内的 CO_2 排出，以减少其吸收。虽然 CO_2 可引起刺激和疼痛，但是如果适当麻醉和镇痛，患者一般不会感到不适。气腹首次充气量因患者体格大小、胖瘦、腹壁弹性大小和是否有腹腔积液而不同，多数患者首次充气 3～4 L 即可，需用时 3～5 min，充气时要密切观察两侧腹壁是否均匀膨起，并通过叩诊了解气体分布情况。完成人工气腹的建立并开始进行腹腔镜手术后，气腹机将根据腹压自动补充气体以维持足够的气腹压力和容量。

（3）视野与持镜。

①术野显露的方法。

A. 改变患者体位。体位改变后，游离的脏器沿重力作用向低位方向移动，腹内气体起到推压作用，使术野显露。上腹部手术可采用头高足低位（约30°）；下腹部或盆腔手术用头低足高位；腰部手术则将患侧身体抬高。

B. 器械推压、牵拉。为了使视野更好，可用器械牵拉、推压一些非游离的脏器或丰满的脂肪组织。在推压、牵拉时使用钝头无损伤抓钳、扇形拉钩或剥离棒，不能使用锐利器械，以免发生脏器损伤。

C. 排尽脏器内气体。将胃内气体和液体排尽有利于上、下腹部术野的显露。下腹部手术还需排空膀胱。

②持镜。腹腔镜犹如手术者的眼睛，而熟悉腹腔镜的特点、熟练掌握持镜技术是学习腹腔镜手术至关重要的一步。

首先，应了解腹腔镜的特点和性能，根据不同手术的需要选用合适角度的腹腔镜。在腹腔镜的摄像头上有一个标志，按照标志的设定要求进行操作便可使监视器的画面处于正常位置。转动摄像镜头可使操作画面旋转或倒置。角度镜可以借助转动镜身从不同角度观察组织的不同方位，有利于弥补0°腹腔镜的不足，并且能减少与其他操作器械的碰撞。

泌尿系统腹腔镜手术常常选用30°腹腔镜。使用前须用柔软纱布擦拭腹腔镜的目镜与物镜。接好冷光源光导束及摄像头后，调好焦距与白平衡，这样才能使监视器上的图像清晰自然。腹腔镜镜身的温度与室温相同，低于体内温度，当腹腔镜通过套管进入相对高温的体内时，物镜镜面可能会起雾而导致视野图像不清。因此，腹腔镜进入体内前常常浸入温生理盐水中加热或将防雾剂擦在物镜表面以防止起雾。

在实际手术中，持镜一般是由第一助手来完成的。持镜的基本要求是保持图像处于最佳位置，不能随意抖动，并根据手术的需要及时调整视野的远近、大小。监视器中央的亮度最好，图像最清晰，故术者操作时应将操作画面放在监视器的中央。正如其他内镜一样，腹腔镜所显示的画面可随着物镜与目标术野的距离大小而变化。距离远时视野扩大，图像缩小；距离近时则视野变小，图像放大，以利于精细操作。持镜者应根据手术的需要改变腹腔镜的位置。持镜时应避免直接照在金属器械上，因为腹腔镜照到金属套管或器械上时反射光很强，将发生反馈作用而导致光源变弱，使得其他部位的图像变暗。手术中腹腔镜的物镜可能被血液或电灼产生的烟雾玷污，使视野变得不清楚，此时应及时拔出腹腔镜，在体外用温生理盐水浸泡、擦拭。

（4）腹腔镜分离技术。腹腔镜分离技术是手术中最基本的操作之一，与开放手术相同，包括锐性分离和钝性分离。

①锐性分离。锐性分离是指利用刀、剪等利器进行的分离。腹腔镜手术中为了减少出血、保证视野清晰，各种血管钳、剪刀等器械均可与电凝器相连。因此，利用通电的剪、钳或电凝钩的分离也属锐性分离。此外，超声刀分离也应列入锐性分离的范畴。

A.电凝分离。电凝分离是腹腔镜外科中最常用的分离方法，具有凝固血管和切断组织的作用。电凝分离是先凝固后离断，电凝时对周围组织有热辐射传导作用，可能会损伤周围脏器，因此，每次操作时必须先夹住或钩住薄层组织，再轻轻提起，使组织保持一定张力，确认无重要结构后再行短时通电，必要时可多次通电，一次凝固的时间越长则周围组织受热损伤的范围越大。解剖不清或一次凝固组织过多不但会使电凝止血效果不好，而且可能误伤周围脏器。长时间带电操作或电凝器走向失控是电凝器误伤附近脏器的常见原因。因此，带电的电凝器一定要在腹腔镜的监视下活动。

腹腔镜使用的电凝器有单极电凝器和双极电凝器两种。单极电凝器的电凝作用强，可以同时起到电凝和切断的作用。由于它有电流通过身体，偶有发生电伤的可能。双极电凝器比单极电凝器安全，因为它是用正、负两电极同时夹住欲凝固的组织，电流仅通过凝固组织局部，而不通过全身。但它仅有凝固作用且凝固速度较慢，故对一些不能夹住的组织难以发挥止血作用。

钩形电凝器是最为常用的单极电凝器。使用钩形电凝器时一般先用钩尖分离并挑起欲切断的组织，然后电凝并切断。钩形电凝器具有分离层次较清楚、对深部组织损伤少的优点，但要求每次挑起的组织要薄而少且不能带上深部组织。钩形电凝器还可用钩子的横部进行分离，先将钩子的横部摆在欲分离组织的表面，然后通电，与钩子的横部接触的组织便可凝固、分离。在使用钩子的横部进行电凝分离时切记不可用力下压，否则会导致电凝切开的组织过深，容易造成深部组织损伤。

有些术者习惯用电凝铲进行分离。不带电时可用电凝铲剥离含血管少的疏松组织，带电时可用电凝铲电凝切断有血管的组织。近年来，有针状电凝器推出，其针尖的接触面小，对周围组织的损伤也小，可以分离得更精细。

B. 超声刀分离。经过几年的实际应用，业内人员发现超声刀集切割分离、凝固止血、钝性分离等多种功能于一身。腹腔镜超声刀通过肉眼看不到的高频机械振动能使细胞内的蛋白质变性，从而达到凝固止血（可凝固直径 <3 mm 的血管）和切割分离的作用。超声刀作用于组织是通过机械振动，并无电流流过全身，因此，超声刀没有电烧伤周围组织和电流影响全身的危险，可以应用于安装有心脏起搏器的患者，并且可在重要神经、血管组织旁进行分离。超声刀在手术过程中产生的烟雾较少，术野清晰。

单叶超声刀或钩状超声刀的工作方式在分离时和钩形电凝器切割分离时一样，需要被切割的组织保持一定的张力，否则效果不好。另外，在使用双叶超声刀时两叶应夹住所要切割的组织。超声刀的操作面积大，故其对游离或疏松的组织进行分离切割较易，而对粘连紧密的组织则较难。由于超声刀的切割速度比单极电刀慢，在分离血管较少的组织时，使用电凝钩比使用超声刀快捷且简便。

C. 冷刀剪切。由于腹腔镜手术不能像开放手术一样方便地进行结扎，直接用冷刀进行剪切的操作应用不多。冷刀剪切不会对邻近组织产生热损伤，故常用于精细结构的分离以及离断已经被阻断的血管等。最常用的器械是腹腔镜剪，某些情况下（如输尿管切开）则需要用到腹腔镜切开刀。

②钝性分离。钝性分离是指利用钝性器械对组织进行分离，包括用血管钳、分离棒及冲洗吸引管等器械，沿组织间隙及肿物表面的剥离或分离。形成腹膜外间隙的气囊扩张分离也是一种钝性分离的方法。钝性分离主要用于有层面、无血管的疏松组织间隙之间的分离，如脏器的表面、有包膜肿瘤、脂肪组织、腹膜后间隙、盆腔腹膜外间隙等。这种分离方法的优点：组织层次清楚，容易区分正常或病变的组织；创伤小而且安全，不易损伤血管神经等重要组织；沿正确层次分离，可快速显露术野。分离时要找准平面、适度用力、逐渐深入，避免损伤相邻的血管和脏器。对神经、血管、肾、肾上腺或肿瘤表面的脂肪组织，用冲洗吸引管边吸引边分离的方法最为方便、快捷。

（5）腹腔镜止血技术。

①物理能量止血法。腹腔镜外科手术中常用的物理能量止血法有电凝止血、超声止血和激光止血。各种物理能量对组织的加热程度和速度不同，外科医生应了解各种物理能量设备的性能、局限性和潜在的危险性，并谨慎选用止血器械以减少或避免并发症的发生。

在手术前应常规仔细检查有绝缘膜器械的绝缘膜是否破损，对于不能保证绝缘的器械最好暂不使用，如果必须使用，应注意防止漏电。手术中须精确地捕捉目标组织，电凝器到达目标组织后再行通电，切忌电凝器在带电情况下在腔内活动，以免误伤其他部位的组织。在使用电凝器进行操作时要特别注意及时断电和在视野范围内活动。可以少量多次电凝，以免误伤周围组织。电凝器的凝固止血或切开效果依靠的是电热作用，而不是依靠术者的力量。切开时既应保证切开组织有一定张力，又不使电凝器弹开到视野外。电凝时应保证既要达到止血目的又不损伤周围组织。单极电凝器、"J"形超声刀和激光没有加压作用，它们只能凝固小的血管或较少量的渗血；双极电凝器和超声刀均有加压作用，故其对中小血管有较好的止血效果。使用超声刀或双极电凝钳时要确实完整地夹住所要凝固的血管，否则可能会使血管破裂出血。使用超声刀止血时，开始应先用适当强度抓紧血管，再慢慢收紧并一直持续到血管切断。

电凝和超声止血的效果较好，是临床上常用的止血方法。激光止血则由于设备昂贵较少使用。

②机械止血法。机械止血法主要包括夹闭止血、内镜钉合切开器止血，以及结扎或缝扎止血。

A. 夹闭止血。夹闭止血一般适用于对较大血管止血。最常用的是钛夹，也可用可吸收夹。钛夹由于与人体相容，可以长期留在体内。但钛夹的存在有干扰磁共振成像的可能。Hem-o-lok 夹由多聚化合物制成，前端带有锁扣，可牢固地夹住较大直径的血管，且 X 线能穿透，也不会干扰磁共振成像。为保证止血效果，应根据血管的管径选择合适长度的止血夹，如肾动脉一般用 10 mm 的止血夹，肾静脉需用 12 ～ 15 mm 的止血夹。

B. 内镜钉合切开器止血。内镜钉合切开器原来是用来做肠封闭和肠吻合的器械，其钉合止血效果良好。其钉仓长度有 30 mm、60 mm、90 mm 3 种，适用于对有较大或较多血管的组织的止血，如肺血管、脾门血管或肾门血管等的钉合止血。钉合时要注意将欲钉合的组织包括在内，手术前要选用与其匹配的套管，一般选用直径为 12 mm 的套管。需注意的是，将动、静脉钉合在一起可能形成动静脉瘘。

C. 结扎或缝扎止血。结扎或缝扎止血仅在出现夹闭不可靠、组织短或水肿的情况下使用，但不适合在夹闭时使用。如果有血管断端，可用已做好的内镜套（Roeder 线套）套扎；无断端的血管则需用线绕过血管，然后在体内或体外打结；一些不便于夹闭或结扎的出血点可用缝扎的方法止血。

（6）腹腔镜缝合、打结技术。

①缝合。缝合用的器械包括缝针、缝线和持针器。为便于缝针进入腹腔，一开始使用的缝针是直针带线，但在腹腔镜下不太适合使用直针进行缝合，稍后可改用前端稍弯的雪橇针带线。开放性手术常用的弯针在通过套管时需要把针体稍稍扳直。针的大小和形状的选用原则与开放性手术的相同，最常用的缝线是针带线。人工合成的可吸收的编织缝线（如 Dexon 线等）比较结实而且便于打结，目前常在腹腔镜手术中使用。开放性手术使用的丝线也同样适用于腹腔镜手术中的缝合，且用丝线打结比较牢固，但它有质地软、不光滑、易于粘连在一起的缺点，不便于打结。

缝线在体内的长短要依打结的方式确定。体外打结的缝线必须两端皆留在体外，可以借助推管将线结推入体内；体内打结的缝线在体内宜短，一般不超过 10 cm，过长则难以操作。持针器最好是一叶活动，另一叶固定，其咬合面与开放性手术所用的持针器相同，但其横径不能超过 5 mm，否则难以通过套管。腹腔镜的持针器还具有打结用途。

进行缝合时，一般将腹腔镜通道放在两手操作通道的中间比较有利于操作，在某些特殊情况下可以做出调整。使用 30° 腹腔镜比 0° 腹腔镜能获得更好的视角；两手的套管理想距离以两手器械之间能形成 45° 的夹角最为理想；进行缝合操作时器械与缝合平面的夹角不应大于 55°，否则操作会比较困难。

与开放性手术不同，在体内持针也是一项需要练习才能掌握的技术。使用自动复位持针器可以使缝针与持针器之间的夹角自动校准到 90°，但在实际手术中常常需要调整缝针呈各种角度以利于缝合，因此，熟练的腹腔镜外科医生在进行复杂的缝合时一般很少使用自动复位持针器。调整持针部位和角度的技巧如下。a. 主器械夹持缝针的适当部位，辅助器械牵拉靠近针尾的缝线，以调整缝针方向。b. 辅助器械先夹持缝针前部，并进行旋转以获得最佳角度，主器械牵拉缝线以调整缝针方向，然后夹持缝针适当部位。c. 直接以主器械夹持缝针适当部位，然后轻轻以缝针体部触碰腹壁或其他相对安全的组织，以获得最佳角度，此方法速度最快，但有一定难度和损伤组织的风险，建议达到熟练程度后再使用。

腹腔镜的缝合技术与开放性手术的类似，需要双手操作，有时还需助手辅助。右手握持针器用来夹针缝合，左手最好也握一把前端有适当弯度的持针器。持针器在靠近针尾处夹住缝线比夹住缝针更便于针和线插入。一般习惯于左手的持针器夹住要缝合的组织，右手的持针器夹针。缝针垂直刺入要缝合的组织，右手的持针器协助拔针。注意进针和出针都要采用旋转的力量来完成，以免撕裂组织。针拔出后不要直接钳住缝针来拉线，应钳住缝针后的缝线来拉动尾部缝线，然后按术者的习惯进行体内或体外打结，根据实际需要做连续缝合或间断缝合。

②打结。打结用的器械主要是持针器和弯钳，体外打结还需要推管，通过推管推动滑结到结扎组织处。

体内缝合后可选用体外打结或体内打结。体内打结应用较多，与体外打结比较起来既方便又省钱，是腹腔镜外科医生必须掌握的技术。若使用体外打结，则缝线的两端皆在体外，留在体外的两线端打结后用推管或用打结钳将线结推到缝合组织处并扎紧。体内打结时术者多用持针器或小直角钳，而助手常用一把弯钳，以备协助固定或牵拉缝线。

早期多用滑结，但滑结有松脱的危险。常推荐的是在体外打外科结，因为外科结更为牢靠。结扎操作时，需先把缝线的一端通过套管送入体腔内，将缝线的另一端留在体外。在体内的一端绕过欲结扎的组织后，将缝线通过同一套管拉出体外。接着在体外打一外科结，拉直两线，用推管尖端环形部分抵住一根缝线将线结推至结扎部位并拉紧，或用打结钳的前端两叶抵住线结并将其推至结扎部位，张开两叶使结打紧。第一个结完成后，退出推管或打结钳，再打第二个结，并用上述方法将线结推入体内扎紧。一般打 2 个结即可，对于重要结构的结扎则需打 3 个结。

随着腹腔镜操作技术的日益成熟，体内打结已经成为腹腔镜外科医生的一项基本功。体内打结主要用于缝合或结扎。打结的方法与开放性手术相似。选用小直角钳或大弯度弯钳操作更便于绕线，打第一个结时可采用外科结，即线在钳上绕 2 圈后，再拉线尾打结。术中可根据具体情况采用右手器械持线绕左手器械，或左手器械持线绕右手器械。张力较大时，需要助手用弯钳固定线结。在没有助手帮助固定线结时，可以先打一滑结，暂时拉紧后再打第二个结。

由于持针器与缝合组织呈垂直状态时不便打结，在手术前安排通过持针器的套管位置要适当远离缝合的组织，使持针器与缝合组织之间成锐角，并且通过持针器的两套管与腹腔镜成等角，以便于进行打结操作。Aberdeen 结可用于连续缝合，在手术中也有一定参考价值。

第四章 泌尿系统损伤诊疗

第一节 肾损伤

一、概述

肾脏位置较深，且有脂肪囊和周围组织结构的保护，受伤机会较少。肾脏损伤多为火器伤、刺伤以及局部直接或间接暴力所致的损伤，多发于20～40岁的男性青壮年。根据损伤程度分为两大类，一是轻度损伤，可见轻微包膜下血肿、肾挫伤或表浅肾裂伤，肾包膜完整；二是重度损伤，可见肾全层裂伤、肾破裂及肾蒂血管断裂。

二、病因

1. 闭合性肾损伤

多由直接暴力、间接暴力、肌肉强力收缩等原因引起。

2. 开放性肾损伤

多由枪弹、弹片及直接刺伤引起，常合并胸腹部其他器官损伤。

3. 医源性肾损伤

体外冲击波碎石术及腔内手术引起的肾包膜下出血、肾挫裂伤、意外穿破伤、大出血等。

三、临床表现

（1）休克：常发生在重度的肾脏损伤，如肾全层裂伤、肾破裂及肾蒂血管断裂，特别是开放性肾损伤及合并其他脏器的损伤，出血严重的患者极易出现休克。若伤后数日内出现休克，则表示有继发性出血或反复出血。在儿童的肾损伤，迟发性休克较常见。

（2）血尿：是肾损伤最常见且重要的症状，分为镜下血尿和肉眼血尿。血尿的严重程度与肾损伤的程度不一定成正比，约40%肾损伤患者可无血尿，如肾蒂、输尿管断裂或发生血块堵塞输尿管，可能不出现血尿，而表现全身失血症，常出现失血性休克，危及生命。

（3）疼痛及肿块：肾破裂后出现出血或尿外渗，在肾周形成肿块。如后腹膜出现较大的血肿，可出现腹膜刺激征。腰部肿块表示尿外渗和腹膜后积血较多，这是伤情较重的症状之一。

（4）感染及发热：血肿及尿外渗有可能继发肾周感染，在伤后数日患者会出现发热、局部压痛和肌紧张等体征。

四、诊断

1. 病史

患者有相关临床表现和明确的外伤史。症状和体征取决于损伤的程度和有无其他脏器的损伤。

2. 辅助检查

（1）B超：快捷、无创、可重复。

（2）CT与MRI：诊断率达100%，可显示肾皮质裂伤、尿外渗、肾周血肿的范围和血管损伤，并可了解损伤的程度以及有无合并伤。

（3）IVP：在患肾显影不良的情况下，可采用双倍或大剂量IVP，对诊断有重要价值。

（4）腹腔穿刺：如出血量较大，可抽出不凝血。

（5）腹主动脉肾动脉造影：经大剂量IVP检查后，尚有少数患者损伤肾不能显影，在这些患者中一部分为肾蒂损伤，在病情稳定时应实施腹主动脉肾动脉造影，进一步明确诊断。

五、鉴别诊断

肾肿瘤引起自发性肾周血肿与外伤性肾周血肿的鉴别：肾肿瘤所致肾周血肿同时有肾肿瘤回声存在，而肾外伤性肾周血肿却往往有肾实质损伤、肾内血肿等特征，临床上还有外伤史可以鉴别两者。

六、治疗

治疗方法取决于肾损伤的程度和范围，若治疗及时多数患者可以通过非手术疗法治愈。

1. 防治休克

对重度肾损伤患者，应严密观察病情变化，失血严重者及早输血、输液，补充血容量，维持血压，并采取止痛、保暖等措施。在休克得到纠正后，再尽快明确肾脏损伤的程度及有无其他脏器的损伤，做进一步处理。

2. 非手术治疗

适用于轻度肾损伤患者，如肾挫伤、轻微肾裂伤，以及无胸、腹部其他脏器合并伤的患者。

（1）休克的处理：严密观察病情变化，失血严重者需及早输血、输液，补充血容量，维持血压，并采取止痛、保暖等措施。

（2）观察治疗：密切观察生命体征，并予以镇痛止血药物。如患者的血红蛋白持续下降，腰腹部肿块继续增大，脉搏加快，血压持续下降，应积极考虑手术探查。

（3）感染的预防：应用抗生素预防感染。

（4）卧床休息：绝对卧床 10～14 d，避免过早活动而再度出血。

3. 手术治疗

（1）适应证：开放性肾损伤；经检查证实为肾粉碎伤；经检查证实为肾盂破裂；IVP 检查损伤肾不显影，经动脉造影证实为肾蒂伤；尿外渗（视其程度、发展情况及损伤性质而定）。

（2）手术方法：根据损伤的程度实施肾修补、肾部分切除、肾切除等手术。

①肾周引流术。适用于尿、血外渗，形成感染，或因贯通伤并有异物和感染。

②肾修补术和肾部分切除术。适用于肾裂伤。

③肾切除术。适用于严重的肾粉碎伤或严重的肾蒂损伤，肾切除前一定要了解对侧肾功能是否正常。

④肾损伤或粉碎的肾脏需要保留时，可用大网膜或羊肠线织袋包裹损伤的肾脏。

⑤闭合性腹内脏器损伤合并肾脏损伤行开腹探查时，要根据伤肾情况决定是否同时切开后腹膜探查伤肾。如血尿轻微，肾周血肿不太明显，则不需要切开后腹膜探查伤肾。

第二节　输尿管损伤

一、概述

输尿管损伤多见于医源性损伤，偶见于外伤性损伤，如车祸、贯穿性腹部损伤等。放射治疗也可造成输尿管放射性损伤。

二、病因

1. 手术损伤

手术损伤是造成输尿管损伤最常见的原因，多见于骨盆、后腹膜广泛解剖的手术，如结肠、直肠、子宫切除术以及大血管手术。由于解剖较复杂，术野不清，匆忙止血，大块钳夹、结扎易误伤输尿管；肿瘤将输尿管推移或粘连，后腹膜纤维化等会使手术困难，也较容易误伤输尿管。

2. 腔内器械损伤

常见有经膀胱镜输尿管插管，输尿管镜检查、取石或套石，在高压下向输尿管内注射液体等原因。

3. 外伤性损伤

可分为贯穿性损伤（如弹片、枪弹、各种锐器损伤等）和非贯穿性损伤（如车祸、高处坠落、腹部钝伤等）。

4. 放射性损伤

见于宫颈癌、前列腺癌等放射治疗后，使输尿管管壁水肿、出血、坏死形成尿瘘或纤维瘢痕组织形成，造成输尿管梗阻，引起肾积水。

三、临床表现

创伤性输尿管损伤并不多见，初期的临床症状也不明显，非常容易被忽视。创伤性输尿管损伤最常见的症状为血尿，占 44%～77%。有时症状是隐匿性的，待漏尿造成腹痛或发热时才被发觉。医源性输尿管损伤可在手术中或手术后被发现，其临床表现的程度往往决定了诊断及治疗方式的选择。手术医生的警惕性及术野中是否有异常的尿液渗出及出血都是决定诊断的重要因素。单侧输尿管被误扎后，如果术中没有发现，术后也可能不出现任何症状。

典型的临床表现如下。

（1）腹痛和感染症状：输尿管损伤后，局部组织坏死，引起局部炎性反应，尿瘘或尿外渗可继发感染。

（2）尿瘘或尿外渗：分为急性尿瘘或尿外渗和慢性尿瘘。前者在输尿管损伤当日或数日内出现伤口漏尿、腹腔积尿或阴道漏尿。后者最常见的是输尿管阴道瘘，常出现在损伤后 2～3 周，偶见输尿管皮肤瘘。

（3）无尿：双侧输尿管发生断裂或误扎，可导致无尿。应注意与创伤性休克后急性肾衰竭导致的无尿进行鉴别。输尿管损伤的无尿，在伤后即可发生，而创伤性休克后急性肾衰竭导致的无尿常有病理发展过程，可借助于 IVP、放射性核素肾图等检查进行鉴别。

（4）血尿：可以是肉眼血尿或镜下血尿。

四、诊断

1. 既往史

患者有盆腔手术、输尿管内器械操作或外伤史。

2. 辅助检查

（1）IVP：可显示患肾积水，损伤以上输尿管扩张、扭曲、成角、狭窄以及对比剂外溢。

（2）膀胱镜及逆行造影：可观察瘘口部位并与膀胱损伤鉴别。逆行造影对明确损伤部位、损伤程度有价值。

（3）B超：可显示患肾积水和输尿管扩张。

（4）CTU：对输尿管外伤性损伤部位、尿外渗及合并肾损伤或其他脏器损伤有非常重要的诊断意义，可取代 IVP 检查。

（5）阴道检查：有时可直接观察到瘘口的部位。

五、治疗

（1）对输尿管镜等器械所致的损伤，可先行输尿管插管，充分引流，有利于损伤的修复和狭窄的改善。

（2）手术时发生输尿管损伤，应及时修复，并留置双 J 管引流尿液。

（3）如损伤超过 24 h，此时创面水肿、充血、脆弱，修复失败的可能较大。应先作肾造瘘引流，3 个月后再行输尿管手术。

（4）输尿管被误扎，可行松解术；输尿管被切割或穿破，可行局部修补，并放置双 J 管。

（5）输尿管断裂，早期可行输尿管端－端吻合。如已有感染应先作肾造瘘引流，待感染控制后，再行输尿管手术。①若输尿管缺损不超过 2 cm，可采用输尿管端－端吻合，腔内留置双 J 管 2～4 周，周围放置引流管。②若输尿管损伤位置在输尿管远端靠近膀胱，可行输尿管膀胱吻合或输尿管膀胱瓣、管状成形；输尿管缺损位置较高，可暂时行输尿管皮肤造瘘或肾造瘘，二期再行修复。③中段输尿管缺损较大，可行自体肾移植、回肠代输尿管或上尿道改道。

（6）输尿管损伤、狭窄继发肾脏严重积水或感染，确已造成肾功能丧失，而对侧肾功能正常，可行患肾切除术。

第三节　膀胱损伤

一、概述

膀胱为盆腔内脏器，受到骨盆的保护，通常不易受损伤。当膀胱充盈高出耻骨联合之上才易为外力所伤。另外骨盆骨折或枪弹的贯通伤也可使膀胱受到损伤。

二、病因

1. 开放性损伤

多由弹片、子弹、火器或锐器贯通所致，常合并有其他器官损伤，如直肠、子宫、阴道损伤。

2. 闭合性损伤

分为直接暴力损伤和间接暴力损伤。直接暴力损伤多发生于膀胱充盈状态下的耻区损伤，如拳击伤、踢伤、碰撞伤等。间接暴力损伤常发生于骨盆骨折时，骨折断端或游离骨片可刺伤膀胱，多由交通事故引起。

3. 医源性损伤

膀胱镜检查、经尿道膀胱肿瘤电切术、前列腺电切术、膀胱碎石术等都可造成膀胱损伤和穿孔。盆腔手术、疝修补术、阴道手术等也可能损伤膀胱。

4. 自发性膀胱破裂

可见于病理性膀胱，如膀胱结核、晚期肿瘤、长期接受放射治疗的膀胱等。

三、临床表现

膀胱损伤的程度不同，其临床表现也不尽相同。

膀胱挫伤的损伤较轻，由于膀胱壁的连续性未受到破坏，可无明显症状，或仅有下腹部的隐痛不适及轻微血尿，有时由于膀胱黏膜受到刺激而出现尿频症状，一般短期内可自愈。

膀胱破裂时可出现休克、疼痛、血尿、排尿困难及尿瘘等。

（1）休克：由创伤和出血引起。在有大量尿液进入腹腔时，由于尿液刺激引起剧烈的腹痛，患者也可出现休克症状。如合并其他脏器伤出血严重时，极易发生出血性休克。

（2）疼痛：多表现为下腹部或耻骨后的疼痛。有骨盆骨折时，疼痛更为显著。腹膜外型破裂的病例，疼痛限于骨盆部及下腹部，或放射到会阴、直肠及下肢。患者下腹部膨胀，有压痛及肌紧张。直肠指检有明显疼痛及周围浸润感。腹膜内型破裂者，疼痛由下腹部扩散至全腹，致全腹肌紧张。渗尿多时，可出现腹部膨隆及移动性浊音、肠鸣音降低等腹膜刺激征。此时应注意与腹内实质器官破裂所致的大量内出血及肠穿孔所致的腹膜刺激征相区别。

（3）血尿和排尿困难：多数患者可有肉眼血尿。膀胱破裂患者出血常和尿液一起自破裂口外溢，外渗尿液刺激膀胱可出现尿意频繁，但一般不能自尿道口排出尿液或仅能排出少量血尿，很少出现大量血尿。

当耻骨骨折压迫后尿道或膀胱内有较大凝血块堵塞时，则可出现排尿困难。

（4）尿瘘：开放性膀胱损伤患者可见尿液从伤口流出，若同时见伤口有气体逸出或粪便排出，或直肠或阴道内有尿液流出，则说明同时合并有膀胱直肠瘘或膀胱阴道瘘。

四、诊断

1. 患者多有耻区受伤史

2. 辅助检查

（1）导尿注水试验：向膀胱内注入 100 ~ 250 mL 无菌生理盐水，如抽出量明显多于或少于注入量，提示膀胱破裂尿外渗。

（2）X 线检查：膀胱造影，膀胱内注入对比剂或气体，照正位片和斜位片，可明确破裂部位及类型。X 线检查同时还能看到骨盆骨折情况。在腹膜外型膀胱破裂的 X 线片上，由于膀胱周围尿外渗和血肿压迫，膀胱呈泪滴样变形、移位，其周围有如烟雾样的造影剂外渗。腹膜内型膀胱破裂的 X 线片上，膀胱显示充盈不全，并有造影剂进入腹腔，可显示出腹内器官（如肠管）的轮廓。

（3）CT：可发现膀胱周围血肿，增强后延迟扫描也可发现造影剂外渗现象。

五、鉴别诊断

依靠耻区受伤史、伤后血尿、耻骨上区压痛和膀胱区空虚，结合膀胱造影所见，诊断是不困难的。膀胱损伤的鉴别主要在于鉴别外伤性膀胱损伤和自发性膀胱破裂。

1. 外伤性膀胱损伤

伤后患者出现腹膜刺激症状甚至休克，叩诊腹部出现移动性浊音，需与其他脏器的损伤相鉴别，如肝、脾破裂，但此时腹腔穿刺可抽出血性液体，且无排尿困难症状。有时膀胱损伤同时合并有其他脏器损伤，需手术探查方能确诊。出现排尿困难需与尿道损伤相鉴别，尿道损伤时膀胱充盈，而膀胱破裂时膀胱一般是空虚的。在鉴别有困难时，膀胱造影有助于明确诊断。

2. 自发性膀胱损伤

自发性膀胱破裂无外伤史，且具有发病急、病情复杂的特点，易被误诊为胃或十二指肠溃疡穿孔、急性阑尾炎穿孔、急性胆囊穿孔等其他急腹症。但自发性膀胱破裂患者多有膀胱原发疾病或下尿道严重梗阻病史，且在膀胱内压急剧增高时发生，而其他急腹症则有其相应消化系统原发病的临床表现。

六、治疗

1. 全身治疗

膀胱破裂合并骨盆骨折或多发脏器损伤或尿液外渗引起严重腹膜炎时，会出现不同程度的休克症状，应及时输血、输液补充血容量，并应用镇静止痛药物，同时，应及早应用抗生素预防感染。

2. 非手术治疗

膀胱挫伤患者仅需短期置管引流并使用抗生素预防感染，损伤处一般数天可自愈。腹膜外型膀胱破裂裂口较小时，膀胱造影显示仅有少量尿外渗，患者症状较轻，损伤在 12 h 以内且无尿道感染者，可用大口径导尿管持续导尿 10 ～ 12 d。保持尿管通畅，同时，使用抗生素预防感染，破裂口一般亦可自行愈合。

3. 手术治疗

对于大多数膀胱破裂患者均需采用手术治疗。

（1）腹膜内型膀胱破裂的手术治疗：取耻区正中切口，进入腹腔后，首先探查有无其他脏器损伤，并予相应处理，彻底清除腹腔内外渗尿液及血块，缝合膀胱破裂口及腹膜。于腹膜外行膀胱高位造瘘，并于膀胱周围置管引流。膀胱壁病变引起的自发性破裂口一般很小，有时难以发现，可经导尿管注入生理盐水，增加膀胱内压，或同时注入亚甲蓝液，有助于显露破裂口，在切除破裂口周围因病变而质脆的组织后再行修补。

（2）腹膜外型膀胱破裂的手术治疗：可做耻骨上切口，切开腹壁后将返折部腹膜推向后上方，尽量吸净耻骨后间隙积聚的血液及外渗尿液，于腹膜外探查并修补膀胱破裂口。破裂口很小或已粘连时可不予缝合，只需用大口径导尿管引流膀胱。对于膀胱开放性损伤或合并粉碎性或已发生严重移位的骨盆骨折，应切开膀胱，探查膀胱内情况，彻底清除游离骨片或异物，切除破裂口伤缘组织，分别分层缝合切口及破裂口的黏膜及肌层。修补后行耻骨上膀胱造瘘，并在耻骨后间隙置管引流。对于形成盆腔血肿者，应慎重处理，盲目切开只会加重出血并招致感染，若不慎进入血肿，则可用纱布填塞止血，必要时行选择性盆腔血管栓塞以达到止血目的。膀胱颈部的破裂口不易缝合，可仅做耻骨上膀胱造瘘及耻骨后引流、导尿管引流，一般裂口可自行愈合。对于膀胱破裂严重、修补困难或估计修补后膀胱容量过小者，可用带蒂大网膜覆盖，以扩大膀胱容量或再生膀胱。

4. 并发症的处理

盆腔积液和脓肿可在超声引导下穿刺抽吸，必要时腔内注入广谱抗生素治疗。腹腔内脓肿和腹膜炎应尽早探查引流，同时用足量抗生素控制感染。

第四节　前尿道损伤

一、病因

1. 开放性损伤

常见于刀刺伤、枪伤和咬伤。

2. 闭合性损伤

常见于骑跨伤和阴茎勃起时受到意外的冲击（如性交、跌倒）。

3. 医源性损伤

见于膀胱镜检查或治疗，如膀胱颈部、前列腺、膀胱癌等电切术。盆腔手术、腹股沟疝修补术、阴道手术等可伤及膀胱。

4. 非暴力性损伤

较为少见，常见原因有化学药物烧伤、热灼伤等。若体外循环的心脏手术患者有出现尿道缺血，此后可能出现长段尿道狭窄。胰腺或胰肾联合移植，胰液从尿液引流者由于胰酶的作用有出现尿道黏膜损伤甚至前尿道断裂的报道。

二、临床表现

（1）尿道出血：为前尿道损伤最常见的症状。损伤后即有鲜血自尿道口滴出或溢出。

（2）局部血肿及瘀斑：尿道骑跨伤可引起会阴部血肿及瘀斑，引起阴囊及会阴部肿胀。

（3）疼痛：局部常有疼痛及压痛，也常见排尿痛，并向阴茎头及会阴部放射。

（4）排尿困难：严重尿道损伤致尿道破裂或断裂时，可引起排尿困难或尿潴留。疼痛所致括约肌痉挛也可引起排尿困难。

（5）尿外渗：尿道断裂后，尿液可从裂口处渗入周围组织。如不及时处理，可发生广泛皮肤及皮下组织坏死、感染及脓毒血症。

三、诊断

1. 既往史

前尿道损伤的诊断应根据外伤史、受伤时的体位、暴力性质等。

2. 辅助检查

（1）尿道造影：怀疑前尿道损伤时逆行尿道造影是首选的诊断方法。逆行尿道造影可以清晰和确切地显示尿道损伤部位、程度、长度和各种可能的并发症，是一种最为可靠的诊断方法。

（2）导尿检查：尿道挫伤或破裂的较小患者有可能置入导尿管，但要有经验的泌尿外科专科医生进行。仔细轻柔地置入导尿管，如果置入尿管较为困难，应该马上终止。在确定已放入膀胱前不能充盈气囊。导尿管一旦置入不可轻易拔出，至少留置 7 d。拔除导尿管后常规做一次膀胱尿道造影。拔管后仍有出现尿道狭窄的可能，要密切随访，轻度的狭窄可以通过定期尿道扩张达到治疗目的。

（3）超声检查：超声可评价会阴及阴囊血肿范围、是否伴有阴囊内容物的损伤、膀胱的位置高低和膀胱是否充盈等情况。特别在进行耻骨上膀胱穿刺造瘘前，了解膀胱充盈度和位置有较大价值。近年报道超声在了解尿道周围和尿道海绵体纤维化方面有潜在优势。

（4）膀胱尿道镜检查：是诊断尿道损伤最为直观的方法，但单纯的急症诊断性膀胱尿道镜检查尽量不做。检查应由经验丰富的泌尿外科医生进行，同时做好窥镜下尿道会师术的准备。用比膀胱镜细的输尿管镜检查尿道更有优势。女性尿道短，不适合尿道造影检查，尿道镜检查是诊断女性尿道损伤的有效方法。

四、治疗

前尿道损伤的治疗目标是提供恰当的尿液引流，恢复尿道的连续性，有可能时争取解剖复位，把形成尿道狭窄、感染和尿瘘的可能性降低到最小。

（1）尿道挫伤：轻微挫伤、出血不多、排尿通畅者密切观察。出血较多者，局部加压与冷敷。排尿困难或尿潴留者保留导尿 7 ～ 14 d。

（2）尿道破裂：如导尿管能插入，可留置导尿袋引流 2 周左右。如导尿失败，可能为尿道部分破裂，应立即行清创、止血，用可吸收缝线缝合尿道裂口，留置导尿管 2 ～ 3 周，拔管后行排尿期膀胱尿道造影，排除尿外渗情况。

（3）尿道断裂：球部远端和阴茎部的尿道完全性断裂，会阴、阴茎、阴囊形成大血肿，应及时经会阴部切口，清除血肿，直接行尿道端 – 端吻合，留置导尿管 2 ～ 3 周。

第五节　后尿道损伤

常发生于交通事故以及房屋倒塌、矿井塌方等。

一、病因

90% 以上的患者合并有骨盆骨折。骨盆骨折引起后尿道损伤的机制：①骨盆骨折导致骨盆环变形、盆底的前列腺附着处和耻骨前列腺韧带受到急剧的牵拉而被撕裂，使前列腺突然向上后方移位，前列腺尿道与膜部尿道交界处撕裂。②挤压伤引起骨盆骨折时，尿生殖膈移位，产生强大的剪切力，使穿过其中的膜部尿道撕裂或断裂。骨折端和盆腔血管丛损伤引起大量出血，在前列腺和膀胱周围形成大血肿。后尿道断裂后，尿外渗液聚积于耻骨后和膀胱周围。

二、临床表现

（1）休克：骨盆骨折后尿道损伤常合并其他内脏损伤发生休克。休克主要原因为严重出血及广泛损伤。骨盆骨折、后尿道损伤、前列腺静脉丛撕裂及盆腔内血管损伤等，均可导致大量出血。内出血可在膀胱周围及后腹膜形成巨大血肿。凡外伤患者都应密切注意其生命体征，以及神志，皮肤、黏膜、指甲色泽等外周血管充盈情况，观察患者血压、脉搏、呼吸和尿量等，密切注意有无休克发生。

（2）血尿及尿道滴血：为后尿道损伤最常见症状。尿道滴血及血尿程度与后尿道损伤严重程度不相一致，有时尿道部分断裂时血尿比尿道完全断裂还要严重。后尿道损伤多表现为尿初及终末血尿，或尿终末滴血。尿道滴血或血尿常在导尿失败或因排尿困难而用力排尿时加重。后尿道断裂伤可因排尿困难和外括约肌痉挛而不表现为尿道滴血或血尿。

（3）疼痛：后尿道损伤疼痛可放射至肛门周围、耻骨区及耻区，直肠指检有明显压痛。骨盆骨折者有骨盆叩压痛及牵引痛，站立或抬举下肢时疼痛加重。耻骨联合骨折者耻骨联合处变软，有明显压痛、肿胀。

（4）排尿困难及尿潴留：轻度挫伤可无排尿困难，严重挫伤或尿道破裂者，可因局部水肿或外括约肌痉挛而发生排尿困难，有时在数次排尿后出现完全尿潴留。尿道断裂伤因尿道已完全失去连续性而完全不能排尿，膀胱充盈，有强烈尿意，耻区膨隆。

（5）血肿及瘀斑：伤处皮下见瘀斑。后尿道损伤血肿一般位于耻骨后膀胱及前列腺周围，严重者引起耻区腹膜外血肿并隆起，有尿生殖膈破裂者血肿可蔓延至坐骨直肠窝甚至会阴部。

（6）尿外渗及血肿：尿生殖膈断裂时可出现会阴、阴囊部血肿及尿外渗。

三、诊断

1. 既往史
后尿道损伤的诊断应以外伤史、受伤时的体位、暴力性质为依据。

2. 辅助检查
（1）直肠指检：直肠指检在尿道损伤的诊断中具有重要意义，可以判断前列腺的移位、盆腔血肿等。

（2）X线检查：骨盆X线片可显示骨盆骨折、耻骨联合移位或耻骨支断裂情况。对疑有后尿道损伤的患者，可行逆行尿道造影。将患者置于25°～30°斜位，经尿道口注入对比剂15～20 mL。斜位片能显示整段尿道和尿外渗的区域。若尿道造影正常，应插入导尿管作膀胱造影，以排除膀胱损伤。

四、治疗

后尿道损伤的治疗应根据患者的全身情况，受伤时间，尿道损伤的部位、严重程度以及合并伤的情况等，综合考虑制定治疗方案，对威胁生命的严重出血和脏器损伤应先于尿道损伤予以处理。

1. 全身治疗
（1）防治休克：及时建立输液通道、纠正低血容量，补充全血和其他血液代用品。受伤早期休克主要是严重创伤出血或其他内脏损伤。

（2）防治感染：全身应用抗菌药物，感染时间长者根据尿及分泌物培养结果选用最有效的抗菌药物。

（3）预防创伤后并发症：预防肺部感染、肺不张，保持大便通畅，避免腹压升高引起继发性出血。对于骨盆骨折或其他肢体骨折卧床较久的患者，注意改变体位，避免发生压力性损伤和泌尿系统结石。

2. 手术治疗

（1）膀胱造瘘：膀胱膨胀可做耻骨上膀胱穿刺造瘘，如膀胱不充盈或合并膀胱破裂时需做探查处理。膀胱造瘘 3 个月后，如发生尿道狭窄或闭锁，二期做尿道狭窄的手术治疗。

（2）尿道会师术：方法是在耻骨上切开膀胱，用食指从膀胱颈伸入后尿道，将从尿道外口插入尿道的探子引入膀胱，在探子尖套上一支尿管，拔出探子，将导尿管引出尿道外口，然后用丝线把它与 18 ～ 20 F 气囊导管的尖端连在一起拉入膀胱，充盈气囊，作尿道支架及引流尿液用。适当牵拉尿管，以助近段尿道复位。留置尿管 4 ～ 5 周。多数病例排尿通畅，可避免二期尿道狭窄手术。

（3）窥视下尿道复位：在窥视下尿道镜进至损伤部位，以后尿道断端经后尿道进入膀胱，留尿道镜之半环鞘于原位，退出尿道镜，经半环鞘插入 Foley 尿管，充盈尿管球囊，尿管留置 3 ～ 5 周。这种方法可在早期恢复尿道连续性，多数病例恢复满意。

（4）后尿道修补术：经耻骨上、会阴部联合切口，找到两断端后行尿道吻合术。这种方法在切开血肿后可发生难以控制的出血及并发感染，日后尿道狭窄及阳痿发生率较高，现较少采用。

3. 并发症的治疗

二期尿道成形术后约 1 个月，拔除导尿管并行排尿期膀胱尿道造影。若对比剂无外渗可拔除耻骨上造瘘管；若有外渗或狭窄，则需保留造瘘管。若发生狭窄亦往往很短，易在直视下行尿道内切开，愈合也快。二期尿道成形术后可出现数月之久的阳痿，2 年后仍有阳痿者宜行阴茎假体植入手术。

第五章 泌尿系统畸形诊疗

第一节 先天性尿道下裂

一、概述

尿道下裂指尿道外口向阴茎腹侧及近端移位的一种尿道海绵体及阴茎畸形，是生殖结节腹侧纵形的尿生殖沟自后向前的闭合过程停止所致。临床表现为尿道开口于正常尿道口近侧至会阴部的途径上，阴茎头扁平，包皮在腹侧裂开，似头巾状折叠于阴茎腹侧，阴茎向腹侧弯曲，勃起时更为显著。临床根据尿道口的位置，一般分为四型。①阴茎头型（冠状沟型）尿道口位于阴茎冠状沟的腹侧，有少数伴尿道口狭窄。包皮多在背侧，阴茎头呈扁平状并裸露，腹侧无包皮及系带，阴茎向腹侧下弯。②阴茎型最常见。尿道口位于冠状沟到阴茎阴囊交界部阴茎腹侧的任何部位，可伴有尿道口狭窄。远端尿道呈纤维束带，阴茎下弯可影响排尿及性交。③阴囊型尿道口位于阴囊正中线上，阴囊分裂，呈大阴唇状，可伴有尿道口狭窄。远端尿道呈纤维束带，阴茎下弯，需蹲位排尿，影响性交和生育。阴茎发育差，呈阴蒂状，有时因外阴酷似女性而被当成女性抚养。④会阴型尿道口位于会阴部，可呈漏斗状，似阴道样，伴阴囊分裂及隐睾。阴茎发育差，呈阴蒂样并向腹侧弯曲。蹲位排尿，性交困难或无性交能力，极易被误认成女性。

二、病因

Ⅱ型5α-还原酶、3β-类固醇脱氢酶等基因的缺陷，睾酮生成不足，性分化相关基因缺陷，染色体畸变以及某些环境因素都提高了尿道下裂的发病率。

三、临床表现

先天性尿道下裂的尿道口可出现在正常尿道口近端至会阴部的任何部位。阴茎发育短小，多数合并阴茎向腹侧弯曲。包皮异常分布，阴茎头背侧包皮冗赘呈帽状堆积，腹侧包皮在中线未能融合而呈"V"形缺损。

四、诊断

1.病史

（1）主诉：患者自幼排尿异常，排尿时尿线呈喷洒状或需蹲位排尿。尿道口位置异常。

（2）现病史：①排尿情况，询问排尿时的体位是蹲位还是立位。尿线排出的部位及粗细，有无排尿困难。②阴茎的发育情况，阴茎发育的大小，有无下弯畸形，尿道开口的部位。阴茎勃起时下弯的程度，有无勃起疼痛，是否有正常的性生活。③其他伴随畸形，阴囊内是否摸到睾丸，腹股沟是否有隆起的包块。

（3）既往史：询问有无先天性肾上腺皮质增生病史，母亲在孕期有无使用雄性激素治疗史。

2.体格检查

（1）全身发育情况：注意发育是否与年龄相符，第二性征发育情况。

（2）阴茎发育情况：注意阴茎发育大小，下弯畸形的程度，尿道口的部位以及包皮多少，有无系带，有无阴道等。

（3）阴囊发育情况：注意阴囊发育如何，有无分裂；双侧睾丸的位置、大小、质地。

3.辅助检查

（1）染色体检查：可行染色体检查以确定患者的遗传性别。

（2）B超和CT：以确定其性器官，帮助发现隐睾或诊断真两性畸形。

（3）腹腔镜检查：腹腔镜检查可发现隐睾或女性性腺并取组织活检。

五、鉴别诊断

1.男性假两性畸形

实际是严重的阴囊型或会阴型尿道下裂。外阴似女性，染色体检查为46XY。性腺组织活检为睾丸组织。

2.女性假两性畸形

母亲在孕期使用雄性激素或患者为先天性肾上腺皮质增生，可致阴蒂肥大，外生殖器呈男性尿道下裂样改变。染色体检查为46XX。性腺组织活检为卵巢组织。

3.真两性畸形

患者既有睾丸又有卵巢或卵睾。外生殖器可有两性的特点。染色体检查性染色体 2/3 为 XX，1/3 为 XY。腹腔镜或手术探查时发现男、女性器官同时存在，性腺组织活检可确诊。

4. 先天性前尿道瘘

瘘口外尿道缺损，呈索状，有上皮细胞覆盖，使阴茎勃起时向腹侧弯曲，但可见正常位置有尿道口，排尿时于尿道瘘口处滴状漏尿。

六、治疗

1. 治疗原则

矫正阴茎下弯畸形及尿道成形，恢复正常的排尿和勃起功能。

2. 手术方案

（1）手术时机。手术宜选择在 2 岁左右，最迟在学龄前完成，以免影响患者的阴茎发育，减少对患者的心理影响。手术原来多分两期进行，先矫正阴茎下弯畸形，然后二期行尿道成形术，现在则多一期完成。

（2）手术方式。各类型尿道下裂的常用术式如下。

①不伴阴茎下弯或轻度阴茎头下弯的远端尿道下裂（尿道口距阴茎头不超过 1 cm）：可选用尿道口前移阴茎头成形术（MAGPI 术）。

②伴有严重阴茎下弯的远端尿道下裂：可选用尿道口皮瓣成形术或尿道口皮管成形术。

③尿道口位于阴茎体部的尿道下裂：可选用横形岛状皮瓣尿道成形术、膀胱黏膜尿道成形术或第一期行纤维条索切除加阴茎头部尿道成形，第二期再用进一步的尿道成形术等。

④尿道口位于阴囊或会阴部的尿道下裂：可选用膀胱黏膜尿道成形术、弧形带蒂阴茎阴囊联合皮瓣尿道成形术、阴囊中隔皮瓣加横形岛状皮瓣尿道成形术，也可采用前述的分期手术。

（3）术后处理。常规术后处理如下。

①阴茎下弯矫正术后：应用抗生素预防感染；7 岁以上患者使用雌激素防止阴茎勃起；导尿管 1 周左右拔除；术后 7 d 拆线。

②尿道成形术后：用抗生素预防感染；7 岁以上患者使用雌激素防止阴茎勃起；注意观察皮瓣的血供情况，包扎敷料不宜过紧或过松；术后 10 d 拆线，14 d 排尿。如排尿通畅、无尿瘘，可拔除膀胱造瘘管。

（4）并发症处理。尿道下裂手术治疗的并发症发生率较高，尿道口越靠近会阴部，术后并发症发生率越高。

①尿瘘。主要原因是术中止血不彻底，形成血肿；术前准备不充分，如尿道感染、营养不良等，引起感染或切口不愈；结扎线头过多，移植物缺血、坏死；新形成的尿道或尿道口狭窄。预防措施有术前充分准备；术中正确分离皮瓣，减少出血，保证皮瓣的血供；尿道成形时，要防止形成狭窄。如果已发生尿瘘，瘘口较小时，避免扩大瘘口，继续保持耻骨上膀胱造瘘管引流，推迟排尿时间并加强抗感染治疗，部分患者尿瘘可愈合。

②阴茎下弯矫正不好。主要是术中纤维束带切除不彻底、感染引起纤维化或阴茎海绵体腹侧发育不良引起。术中应注意止血，防止感染。彻底切除束带。如效果不好，可在阴茎海绵体背侧做白膜折叠，纠正下弯畸形。

③皮肤黏膜坏死及裂开。多见于一期尿道成形术。主要是皮瓣、膀胱黏膜血供不好或感染引起。如果手术失败，需在术后 6 ～ 12 个月再次手术。

3. 疗效及预后评估

（1）疗效评估。

①治愈：阴茎伸直，正位尿道口站立排尿，无尿瘘及尿道狭窄。

②好转：阴茎伸直，有细小尿瘘或排尿尿线细，需二期尿瘘修补或尿道扩张。

③未愈：阴茎下弯未矫正，多发尿瘘或尿道狭窄、闭锁。需再次矫正下弯、尿道成形。

（2）预后评估。先天性尿道下裂的治疗较复杂，手术成功率在 90% ～ 98%。如果手术成功，患者的预后良好。一旦手术失败，再次手术更加困难。

4. 出院医嘱

（1）定期复查。了解阴茎发育的情况。

（2）扩张尿道。观察排尿情况，有尿道狭窄时要定期扩张尿道。

（3）避免剧烈运动。1 ～ 2 个月内避免剧烈运动。

（4）继续治疗。如伴有畸形，要继续治疗。

第二节　隐睾症

一、概述

隐睾也称睾丸下降不全，是很常见的小儿先天性异常，是指一侧或双侧睾丸未降入阴囊，而停留在从腰部腹膜后下降至阴囊途中的任何部位。隐睾常影响睾丸发育，导致生育能力下降或不育，多伴发鞘状突未闭，可发生隐睾扭转和睾丸损伤，成人后隐睾易恶变成睾丸肿瘤。

二、病因

1. 解剖因素

①在胚胎期，睾丸系带很短或缺如不允许睾丸充分下降。②睾丸系带与腹膜发生粘连使睾丸无法下降到阴囊。③睾丸的血管发育异常弯曲或皱褶，从上方牵拉限制睾丸下降。④阴囊太小，容不下睾丸。⑤睾丸体积过大，无法进入阴囊内。

2. 内分泌因素

①睾丸本身缺陷，对促性腺激素不产生下降反应而隐睾。②睾丸下降发生时血液中促性腺激素需求很高，母体促性腺激素匮乏也会导致睾丸下降不全。

3. 遗传因素

部分患者有家族史。

三、临床表现

常见于婴幼儿，一般无明显症状。鞘状突未闭导致腹股沟疝，则可出现腹股沟可复性肿物。

患侧阴囊扁平，阴囊内不能触到睾丸。双侧隐睾常伴有阴囊发育不全。部分患者可在腹股沟处触及睾丸。

并发嵌顿疝、睾丸扭转时出现阴囊或腹股沟急性疼痛和肿胀等小儿阴囊急症的表现。

四、诊断

依据临床表现诊断并不困难，但须注意阴囊内未触及睾丸，并非全都是隐睾。

不能触及的睾丸，应判断睾丸位置或有无睾丸。曾有用睾丸动脉或静脉造影检查，现很少应用。无损伤检查有超声诊断、CT 和 MRI 等，虽然有助于诊断，但也是仅供参考。采用腹腔镜检查能够比较准确地做出判定。腹内隐睾可以清楚看到睾丸位置、形态等，腹股沟管隐睾可见到通往内环的精索血管和输精管，对无睾丸症也有鉴别价值。

五、鉴别诊断

1. 回缩性睾丸

由于小儿提睾肌反射较活跃，遇有寒冷、惊吓等刺激后，提睾肌收缩可使阴囊内睾丸上提到外环或腹股沟管内，其临床表现酷似隐睾。当消除刺激因素，睾丸可被推入阴囊，并能停留者，称为回缩性睾丸，多见于学龄前后儿童，常被误认为隐睾。

2. 滑动睾丸

睾丸位于腹股沟部位，能够被推入阴囊内，但松手后立即退回原位，此谓滑动睾丸，应属隐睾。

3. 异位睾丸

应仔细检查股部、会阴部、耻骨部，以排除异位睾丸的可能。

双侧未触及的隐睾，还应与真两性畸形、女性假两性畸形、男性假两性畸形相鉴别。

六、治疗

隐睾的诊断确定后，应尽早治疗。

1. 激素治疗

用于治疗隐睾的激素有两种，即人绒毛膜促性腺激素（HCG）与黄体生成素释放激素（LHRH）或称促性腺素释放激素（GnRH）。

应用 HCG 治疗的睾丸下降率为 14%～50%。一疗程用量为 10000～150000 U，常用量为每次 1000～1500 U，每周 2 次，肌内注射。HCG 用量低于 150000 U 不会影响骨龄，用药过程偶见阴茎增大，停药后即可消退。

应用 LHRH 治疗的睾丸下降率为 13%～70%。用法为鼻黏膜喷雾给药，每次 400 μg，分两侧鼻孔用药，3 次 /d，4 周为一疗程，无不良反应。

小儿 10 月龄仍为隐睾时，采用 LHRH 喷鼻治疗一疗程。如不成功，每周用 HCG 1500 U，共 3 周。如有复发，可再用 LHRH 治疗一疗程。若激素治疗失败，应在 1～2 岁时进行手术治疗。目前 LHRH 尚不能普遍供应，故 HCG 为主要治疗用药。

2. 手术治疗

（1）手术适应证：经激素治疗无效；隐睾合并腹股沟斜疝或鞘膜积液；滑动睾丸与异位睾丸；手术应在 1～2 岁时进行。

（2）手术要求：游离松解精索，高位结扎疝囊，将睾丸固定于阴囊内。

（3）手术方法：将睾丸固定于阴囊底部或置睾丸于阴囊肉膜与皮肤之间，缝合肉膜以固定睾丸（Shoemaker 方法）。如果精索长度不够，可切开腹股沟管内环，切开腹股沟管底，结扎腹壁下血管，使精索向中线游离呈直线下降（Prentiss 方法）。高位隐睾可行 Fowler-Stephens 手术，但必须先高位阻断精索血管后，观察睾丸侧支循环丰富，方可采用。在技术条件允许时可行睾丸自体移植术。

第三节　鞘膜积液

一、概述

鞘膜积液是指睾丸或精索鞘膜囊内积存过多的液体。睾丸由腹膜后降至阴囊时，腹膜亦随之下降成为睾丸鞘膜，随睾丸下降的鞘突在出生后完全闭合成为索状物。若鞘突未完全闭合，即可形成各种类型的鞘膜积液。

二、病因

鞘膜积液有原发性和继发性两种。原发性鞘膜积液病因不明，病程缓慢，可能与创伤和炎症有关。继发性鞘膜积液则有原发疾病。如继发于急性睾丸炎、附睾炎、精索炎、创伤、疝修补、阴囊手术后或继发于高热、心衰、腹腔积液等全身症状时，表现为急性鞘膜积液。慢性鞘膜积液见于睾丸附睾炎症、梅毒、结核及肿瘤等。在热带和我国的南方地区，鞘膜积液通常由丝虫病或血吸虫病引起。婴儿型鞘膜积液与其淋巴系统发育较迟有关，鞘膜的淋巴系统发育完全后，积液可自行吸收。

三、临床表现

鞘膜积液的临床表现以一侧多见，阴囊内有囊性肿块，呈慢性无痛性逐渐增大。少量积液可无症状，当积液量逐渐增多，患侧阴囊可有下坠感、牵拉感或胀痛。若积液巨大，阴茎缩入包皮内，可影响排尿、性生活和行走。

鞘膜积液查体时，类型不同，表现各异。

1.睾丸鞘膜积液

睾丸鞘膜腔内有较多积液时，呈卵圆形或球形，表面光滑，有囊性感，无压痛，睾丸与附睾触摸不清，透光试验阳性。

2. 精索鞘膜积液

囊性积液位于阴囊内睾丸上方或腹股沟内，呈椭圆形或梭形，表面光滑，随精索移动，透光试验阳性，下方可触及睾丸与附睾。

3. 混合型鞘膜积液

睾丸鞘膜积液与精索鞘膜积液同时存在，互不交通，可并发腹股沟疝或睾丸未降等。

4. 睾丸精索鞘膜积液（婴儿型）

鞘状突在内环处闭合，精索处未闭合，与睾丸鞘膜腔相通。外观多呈梨形，位于阴囊内，睾丸与附睾触摸不清，外环口因受压扩大，但与腹腔不相通。

5. 交通性鞘膜积液

积液量与体位有关，平卧位积液量减少或消失，站立位时增多，可触及睾丸和附睾，透光试验阳性。若鞘状突与腹腔的通道较大，大网膜可进入鞘膜突出现腹股沟斜疝。

四、诊断

可结合辅助检查明确诊断。

（1）血常规、尿常规：上尿道感染时，血中白细胞计数增高，尿液中可出现白细胞。肾受挤压可发生血尿。

（2）血液生化检查：肾积水导致肾功能障碍，出现水、电解质及酸碱平衡紊乱。

（3）腹部平片：了解有无肠梗阻的情况，排除疝气。

（4）超声检查：B超检查呈液性暗区，有助于与睾丸肿瘤和腹股沟斜疝等的鉴别。

五、鉴别诊断

根据症状、体征，诊断鞘膜积液通常不困难。应与以下疾病相鉴别。

1. 睾丸肿瘤

睾丸肿瘤为实质性肿块，质地坚硬，患侧睾丸有沉重感，掂量时如秤砣，透光试验呈阴性。

2. 腹股沟斜疝

腹股沟斜疝的肿大阴囊，有时可见肠型、闻及肠鸣音，在卧位时阴囊内容物可回纳，咳嗽时内环处有冲击感，透光试验亦呈阴性。

六、治疗

婴儿鞘膜积液常可自行消退，不需治疗；成人无症状的少量鞘膜积液，亦可不治疗。

1. 非手术治疗

治疗方法主要为穿刺抽液，但极易复发，较少采用。穿刺抽液后向鞘膜腔内注射硬化剂，使鞘膜纤维化，不再产生积液，但局部反应大，不如手术可靠有效。继发性鞘膜积液积极治疗原发病后，大部分可自行缓解，如症状严重可行穿刺减压缓解症状。

2. 手术治疗

积液量多，体积大伴明显症状甚至影响正常生活应手术治疗。

（1）鞘膜翻转术：为最常用的手术方法。采用阴囊切口，将多余的鞘膜壁层切除，然后再将其边缘翻转缝合，使鞘膜分泌减少并加快液体的吸收。交通性鞘膜积液应采用腹股沟切口，在内环处高位结扎切断未闭合的鞘状突并行鞘膜翻转术，合并疝者同时行疝修补术。

继发性鞘膜积液应积极处理原发病，同时施行睾丸鞘膜翻转术。

（2）鞘膜折叠术：适用于鞘膜较薄且无并发症的鞘膜积液。手术是将鞘膜壁层切开后，将其折叠缝合至睾丸附睾附近。手术操作简单，并发症少。

（3）鞘膜切除术：切除几乎全部鞘膜，适用于精索鞘膜积液。

（4）鞘膜开窗术：将鞘膜前壁切除大部分，手术简单，创伤小，但易复发。

鞘膜积液手术常见的并发症是阴囊血肿，术中仔细止血、放置伤口引流是预防的关键。

第四节　精索静脉曲张

一、概述

精索静脉曲张是静脉瓣膜功能不健全或血流受阻，精索静脉内血流淤滞，导致蔓状静脉丛迂曲扩张。多见于青壮年，10岁以下儿童很少发现。在15%健康男性青年中可发现左侧精索静脉曲张，不育症男性左侧发病率则为40%。健康男性双侧病变不足10%，不育症男性则为20%。精索静脉曲张不能自然消退。

二、病因

精索静脉曲张可分为原发性和继发性。原发性精索静脉曲张较多见，是精索内静脉的静脉瓣缺如或关闭不全引起的；继发性精索静脉曲张少见，是精索静脉管壁受压（如左肾静脉压迫综合征）使远端静脉管腔扩张和瓣膜相对关闭不全所致。精索内静脉血液的反流，使蔓状静脉丛扩张、伸长、迂曲。反流的血液在平卧位或腹腔压力降低时，才得以回流入下腔静脉。当静脉丛内压力过高时，部分淤滞的血液可通过交通支流入精索外静脉，最后汇入髂外静脉。

三、临床表现

在男性人群中，精索静脉曲张发生率为 10% ～ 20%，而在继发性不育症患者中的发病率为 70% 左右。精索静脉曲张多见于青壮年，近年来在青少年中的发病率有上升趋势。左侧、双侧精索静脉曲张较多见。轻度精索静脉曲张，患者可无任何症状，也不易被触诊发现。重度精索静脉曲张，阴囊坠胀、胀痛，尤其是长时间站立或行走时症状加重，触诊可触及迂曲扩张的静脉丛，甚至在阴囊皮下也可见到迂曲扩张的静脉。

四、诊断

1. 病史

（1）主诉：阴囊或睾丸坠胀、坠痛不适或伴向下腹及腰部放射，或因婚后不育而来院检查。

（2）现病史：询问阴囊有无坠胀不适，出现的时间及程度，与体位有无关系。疼痛是否牵涉到耻区及腰部，久立或劳累后有无加重，平卧后症状是否缓解。结婚情况，是否有不育史。精索静脉曲张有时可影响生育。9% 的精索静脉曲张者不育，男性不育有 39% 是精索静脉曲张引起的。严重者可引起睾丸萎缩。其原因是患侧阴囊内温度升高并反射至对侧，使精原细胞退化、萎缩，精子数减少；或是左肾上腺分泌的 5- 羟色胺或甾体经左精索内静脉反流入睾丸，引起精子数减少。

（3）既往史：询问是否曾出现过腰痛、腹痛、血尿或血便，有无发现腹部包块，有无肾积水、肾囊肿等病史。

2. 体格检查

立位时，患侧阴囊肿大、松弛，睾丸下垂。触诊时在阴囊内扪及蚯蚓状曲张静脉团。平卧时静脉团变小或消失，一般无触痛。检查时需注意睾丸的大小和质地。对继发性精索静脉曲张应注意检查腹部。

3. 辅助检查

（1）精液常规：部分患者可出现精子数减少、畸形或不成熟精子数增多、精子活动力差等。

（2）精索内静脉造影：是一种可靠的检查方法，有助于减少高位结扎手术的失败和分析失败的原因。对继发性精索静脉曲张应注意检查腹部，应作排泄性尿路造影排除肾脏肿瘤。

（3）B超及CT：可以帮助发现腹部及盆腔包块，有助于继发性精索静脉曲张的诊断。精索静脉曲张有亚临床型。凡疑有精索静脉曲张而又无明显体征者，应用彩色多普勒超声能提高临床诊断能力。

4. 病情诊断

（1）诊断依据：①阴囊或睾丸坠胀、坠痛不适或伴向下腹及腰部放射。或有性功能障碍，婚后不育。②患侧阴囊肿大，站立时患侧阴囊及睾丸低于健侧，阴囊表面可见扩张、迂曲之静脉。摸之有蚯蚓团状软性包块，平卧可使症状减轻或消失。③精索内静脉造影，对比剂在精索内静脉内逆流长度达5 cm为轻度曲张，对比剂逆流到腰4～腰5水平为中度曲张，逆流到阴囊为重度曲张。④继发性精索静脉曲张，B超和CT检查发现原发病灶。

（2）临床根据病因不同将精索静脉曲张分为两类：

①原发性精索静脉曲张。多见于青壮年，原发性精索静脉曲张约90%发生在左侧。原因是左侧精索内静脉较右侧长8～10 cm；左侧精索内静脉呈直角进入左肾静脉，血流阻力大；左侧精索内静脉瓣膜较右侧易出现功能障碍；左肾静脉位于肠系膜上动脉和腹主动脉之间，左肾静脉容易受压，出现左肾静脉压迫综合征，左侧精索内静脉压力也随之升高。右侧精索静脉曲张少见，多由下腔静脉栓塞或梗阻，影响血液回流引起。近年由于彩色多普勒超声诊断水平的提高，双侧精索静脉曲张的诊断较前明显增多。

②继发性精索静脉曲张（又称症状性精索静脉曲张）。腹膜后肿瘤、肾肿瘤、肾积水或异位血管等均可使精索静脉回流受阻，引起精索静脉曲张，称为症状性或继发性精索静脉曲张。原发者平卧时很快消失，继发者常不消失或消失很慢。

（3）临床上可将精索静脉曲张分为三度：

①Ⅰ度（轻度）。站立时看不到阴囊皮肤有曲张静脉突出，触诊也不明显，采用Valsalva方法检查，患者站位，屏气增加腹压方可触到曲张静脉。

②Ⅱ度（中度）。外观正常，但可摸到阴囊内曲张静脉，平卧时曲张静脉很快消失。

③Ⅲ度（重度）。阴囊表面有明显的粗大血管，阴囊内有明显的蚯蚓状扩张的静脉，静脉壁肥厚变硬，平卧时消失缓慢。

五、鉴别诊断

1. 丝虫性精索淋巴管曲张

精索淋巴管伸长、迂曲、曲张与精索静脉曲张相似，但患者有丝虫病史，常反复发作，触诊精索下部有较细小的索团状肿块，立位明显，卧位减轻，入睡后外周血中可以找到微丝蚴。精索内静脉造影有助于诊断。

2. 精液囊肿

多位于附睾头部，可有胀痛及下坠感。触诊其表面光滑，有弹性，活动度较小，B超可发现含液性囊肿。

3. 输精管附睾结核

阴囊部位坠胀不适，输精管增粗呈串珠状硬节改变，附睾尾部有不规则肿大、硬结，可与阴囊粘连形成窦道。

六、治疗

1. 治疗原则

无症状的轻度精索静脉曲张不需治疗。轻度精索静脉曲张或伴有神经衰弱者可使用托阴囊、冷敷等非手术治疗方法。较重的精索静脉曲张、精子数连续3次在2000万以下或有睾丸萎缩者可手术治疗。

2. 术前准备

（1）手术指征：①症状严重而非手术治疗无效者。②青春期Ⅱ～Ⅲ度精索静脉曲张者。③不育、精液常规异常或睾丸较小、质软者。④双侧精索静脉曲张者。

（2）常规准备：手术前应检查精索静脉曲张是否为腹膜后新生物压迫所致，特别是右侧精索静脉曲张。检查侧支循环是否正常，若同时有精索外静脉回流障碍，则不能单纯结扎精索内静脉，而应行曲张静脉切除。

3. 手术方案

（1）高位精索静脉结扎术。阴茎阴囊表面静脉无扩张，平卧时曲张静脉可消失者，压迫腹股沟管内环，而后立刻站立，阴囊内静脉不立即扩展，可行精索内静脉高位结扎术。

①经腹股沟管精索内静脉高位结扎术。与疝切口相同，显露精索，找出精索内静脉主干及其分支，将其结扎，可同时结扎扩张的精索外静脉和睾丸引带静脉。

②经髂窝途径。左下腹斜切口，推开腹膜，于腹膜后、髂外动脉前找到精索内静脉予以结扎。其优点是若于此处误伤精索内动脉亦不会引起睾丸萎缩，缺点是不能同时处理交通支。

③腹腔镜精索静脉曲张结扎术。尤其适用于双侧精索静脉曲张者。

（2）低位结扎适用于压迫腹股沟管内环，不能控制阴囊内静脉扩张者，结扎所有曲张静脉。

4. 术后处理

（1）应用抗生素预防感染。

（2）托高阴囊，防止发生阴囊血肿。

（3）术后 7 d 拆线。

5. 并发症及处理

漏扎静脉分支和分流术后吻合口阻塞是复发的主要原因。双侧有交通支形成也可造成复发。

6. 疗效及预后评估

（1）疗效评估。

①治愈：阴囊内曲张静脉团消失，症状消失。切口愈合良好，无并发症。

②好转：阴囊内曲张静脉团减轻，症状好转。

（2）预后。50% ～ 80% 的患者精索静脉曲张手术后精液质量提高。精液质量的提高与静脉曲张的程度不一定有关，但与术前精子数量有关，无精子症患者预后差，偶有治疗有效者。

7. 出院医嘱

（1）定期复查。术后 3 个月复查精液常规。

（2）及时治疗。如果复发，术后 3 ～ 6 个月做精索内静脉造影，了解复发的原因。

第五节　输尿管重复畸形

一、概述

输尿管重复畸形是输尿管先天性畸形中最为常见的一种，其发生率约为0.7%。通常引流自重复肾或附加肾，故又将其称为重复肾输尿管畸形，可分为3种类型：①不完全性双输尿管；②不完全性双输尿管、上输尿管盲端；③完全性双输尿管。可发生于单侧或双侧，单侧多见，左右无差异，女性多于男性。常伴有异位输尿管开口、输尿管口囊肿、肾积水、输尿管积水、结石或感染等。

二、病因

重复肾输尿管畸形为胚胎期输尿管芽过度分支异常所形成。胚胎发育第4周时，中肾管背侧发出输尿管芽，迅速生长，近端形成输尿管，远端进入生肾组织，发育成肾盂、肾盏和集合管。如在与生肾组织汇合前过早发出分支，即形成不完全性重复畸形。如中肾管多发出一输尿管芽，与正常输尿管并列走行，进入生肾组织，即形成完全性重复畸形。

三、临床表现

约60%患者无明显临床症状，因体检而发现，出现症状多与其并发的其他尿路畸形及继发结石、积水或感染有关。

（1）尿路感染：为最常见症状。表现为膀胱刺激征、腰痛、发热等，可与重复输尿管本身及其重复肾易发生淤积、梗阻或反流有关，也可能是膀胱输尿管反流或输尿管间反流所致。

（2）肾积水：重复肾远端梗阻可导致肾输尿管严重积水，在腹部可摸到囊性肿块，应与肾囊肿相鉴别。

（3）排尿困难：重复肾输尿管畸形常合并输尿管口膨出，当膨出的囊肿增大时，阻塞尿道内口，引起排尿困难。

（4）漏尿：重复肾输尿管畸形常合并输尿管开口异位，异位输尿管开口于尿道括约肌以下尿路或膀胱外，可出现漏尿，表现为患者除了正常分次排尿外，内裤常潮湿，漏尿呈点滴状。

（5）腹痛：巨大肾积水合并结石、输尿管反流等，可出现腹痛。

四、诊断

结合检查可以明确诊断。

（1）超声检查：能够发现并发的肾积水、输尿管扩张及输尿管口膨出。

（2）排泄性尿路造影：平片多无异常发现。尿路造影是诊断本病的主要方法，表现为上下肾盂均显影，肾影狭长，一般上位肾盂小，只有 1 个大肾盏，下位肾盂大，有 2 ～ 3 个大肾盏，可见重复输尿管影。如果上段肾盂扩张、积水而致肾功能降低不显影，在造影时出现以下征象提示重复肾：①下段肾盂上方有软组织影。②下段肾盂上肾盏离肾上极较远。③下段肾盂的肾盏数目较对侧少。④下段肾盂、肾盏可因上段肾盂扩张积水压迫而向外下侧移位。

（3）CT：平扫和增强扫描可见单侧或双侧肾脏内相互分离的 2 个肾盂和与其相连的 2 条输尿管。延迟扫描，多层螺旋 CT 的最大密度投影（MIP）和多平面重建（MPR）可更好显示双肾盂双输尿管畸形全貌及相邻关系。

（4）MRU：可清楚显示双肾盂双输尿管畸形全貌，转动体位可以显示其形态结构及相邻关系。

五、鉴别诊断

重复肾输尿管畸形需与肾盏积水、位于肾两极的肾囊肿、输尿管瘘所致的尿液源性囊肿、腹膜后囊性占位及肾脓肿等相鉴别，根据各种影像学检查及病史基本上可以明确鉴别，极少数需手术探查鉴别。下列为 2 种少见病的鉴别。

1. 额外肾

CT、MRI、DSA 等检查，可明确诊断额外肾所具有的单独肾被膜及另外一套输尿管及血液供应，而双肾盂双输尿管畸形没有。

2. 横过异位肾

①一侧肾影缺如。②同侧显示两套完整肾盂、肾盏系统。③输尿管可横过中线但膀胱开口部位正常。

六、治疗

双输尿管如无并发症一般无须治疗。如并发感染而无形态及功能上的改变，可应用抗生素等药物治疗。如上肾段功能存在但伴有膀胱输尿管反流，则可采用输尿管膀胱再植加抗反流手术。如重复肾的上半肾或下半肾因严重病变而丧失功能，则做半肾切除。

第六节　腔静脉后输尿管

一、概述

腔静脉后输尿管是一种罕见的良性先天畸形，为胚胎期下腔静脉发育异常所致。本病患者男性多于女性，比例为（3～4）：1，可见于任何年龄，但多于30～50岁出现症状。国内文献报道最小发病年龄为2岁。一般发生在右侧，其特点是右侧输尿管绕过下腔静脉的后侧，走向中线，再从内向外沿正常途径到膀胱。主要表现为腔静脉压迫输尿管，引起上尿路梗阻症状，可并发尿路感染或结石、肾积水，最终导致肾功能损害。可分为低襻型和高襻型，低襻型较常见。

二、病因

胚胎时期，有3对静脉与下腔静脉的发育有关，即后主静脉、下主静脉、上主静脉，形成环状。胚胎第12周时，后肾上升达腰部，穿越静脉环。肾环分为前、后两部分，输尿管从中经过。正常情况下，后主静脉萎缩，下腔静脉由肾环后部组成，因此输尿管在下腔静脉前面。如后主静脉不萎缩，肾环前部组成下腔静脉，则输尿管位于下腔静脉后面。如静脉环的腹侧不消失，则形成双下腔静脉，导致右输尿管位于双下腔静脉之间。

三、临床表现

腔静脉后输尿管是先天性疾病，但大部分患者都在成年后才出现症状。下腔静脉于输尿管交叉，导致尿流通过障碍，引起右肾、输尿管上段积水。患者可出现腰部胀痛不适、泌尿系统感染、血尿和结石等症状。

四、诊断

结合临床表现和影像学检查可以明确诊断。

影像学检查包括B超、排泄性尿路造影、逆行肾盂输尿管造影、CT及MRU等。排泄性尿路造影及逆行肾盂输尿管造影为本病的主要诊断方法，可显示输尿管的"S"形或反向"J"状改变，受压的近段输尿管扩张，甚至肾积水，基本上可明确诊断。单纯的CT检查仅能发现肾盂输尿管上段扩张积水，尤其是梗阻重的病例，输尿管梗阻远端无对比剂通过，无法明确输尿管与腔静脉的关系。CT应配合逆行肾盂输尿管造影，可显示输尿管走行于椎体前、下腔静脉后，下腔静脉与腹主动脉间可见圆点状输尿管影。近年来，螺旋 CT 三维尿路成像（MSCTU）及 MRU 作为无创性的检查手段逐渐被应用推广，不仅具有上述影像学检查的优点，同时能多方位、多角度观察，清楚地显示输尿管的解剖走行，是目前诊断腔静脉后输尿管最好的无损伤性的方法，更适用于碘过敏或肾功能严重受损的患者以及婴幼儿患者。

五、治疗

并非所有的腔静脉后输尿管均需治疗。对于梗阻症状不明显、肾积水较轻者，可暂不处理，定期随访观察。若肾积水加重，则考虑手术治疗。

（1）肾切除术：严重的肾积水，反复感染合并结石和肾功能严重受损者，或输尿管与下腔静脉紧密粘连者，可行肾脏切除术。

（2）输尿管离断复位矫形术：在上段输尿管与下腔静脉交叉稍前较粗的输尿管处将其切断，输尿管复位后再行输尿管对端吻合。因输尿管迂曲明显，经游离后输尿管两断端应修整为斜面，并在无张力下吻合。用 5–0 可吸收肠线无张力间断缝合输尿管两断端。输尿管内留置双 J 管做内支架，4 周后拔除双 J 管。

（3）腹腔镜手术：腹腔镜治疗腔静脉后输尿管，具有创伤小、恢复快等优点，是本病微创治疗的新手段。

第七节　先天性巨输尿管

一、概述

先天性巨输尿管是一种极为少见的输尿管畸形，其主要特点是全程输尿管扩张，但无机械性梗阻和反流性病变。

二、病因

对于先天性巨输尿管成因目前有多种解释。①近膀胱 0.5 ～ 4.0 cm 节段的输尿管缺乏蠕动，而不能使尿液以正常速度排入膀胱。②末段输尿管壁内纵肌缺乏，造成功能性梗阻。③末段输尿管肌层和神经都正常，但肌层内存在异常的胶原纤维干扰融合细胞层排列，阻碍蠕动波传送而产生功能性梗阻。

三、临床表现

（1）尿路感染：反复出现尿频、尿急、尿痛、脓尿，有时可合并血尿，严重者可有全身中毒症状，如高热等。

（2）腰腹部疼痛：反复腰腹部疼痛，尤其是合并感染时。

（3）腹部包块：有时在腹部一侧可触及长条状囊性包块。

（4）肾功能受损：小儿病例常常肾脏损害严重，症状较明显。

（5）其他：部分患者可出现消化道症状，如恶心、呕吐、食欲缺乏等，患儿常发育迟缓。

四、诊断

对有以上临床表现的患者，通过进一步的影像学检查，多不难诊断。确诊必须包括以下条件：①输尿管有扩张；②无器质性输尿管梗阻；③无膀胱输尿管反流。

（1）B超：可显示扩张的输尿管，同时了解双肾及膀胱情况。

（2）典型的放射摄片可见上部输尿管扩张无扭曲，远侧更明显呈梭状或球形扩张，在进入膀胱处变为不扩张的一短段，长 0.5～4.0 cm。肾盏及肾盂显影正常，肾功能也基本正常。仅有少量对比剂进入膀胱。但重症病例则整个输尿管极度扩张、伸长和迂曲。肾脏损害较严重，肾盏扩张一般比肾盂更显著。

（3）MRU：显示输尿管增粗扭曲和肾积水的情况，了解肾脏皮质厚度。适用于婴幼儿及严重肾功能不良和碘过敏患者。

五、鉴别诊断

1. 膀胱输尿管反流

严重的膀胱输尿管反流可引起反流性巨输尿管，临床上表现为腰酸、腰痛及尿路感染症状，但有排尿时腰痛加重现象。排泄性尿路造影检查显示患侧肾、输尿管扩张积水，且下段输尿管更明显。行排尿期膀胱造影时可发现对比剂反流进入输尿管。

2. 输尿管结石

输尿管下段结石可引起肾、输尿管积水，继发感染时可有发热、尿频、尿急和尿痛。患者可有肾绞痛史，疼痛时伴有镜下或肉眼血尿。KUB 平片上可见输尿管行径的不透光阴影。尿路造影显示结石部位排泄梗阻，梗阻上方输尿管及肾盂积水。B 超和 CT 检查可发现阴性结石。

3. 输尿管结核

可致输尿管狭窄而引起肾、输尿管积水。但多数患者以进行性尿频、尿急、尿痛和血尿就诊，有米汤样脓尿，尿沉渣中可找到抗酸杆菌。尿路造影显示肾盂、肾盏破坏，肾实质形成空洞，输尿管呈虫蚀样或串珠样改变，管腔狭窄。常并发有膀胱结核，膀胱镜检查可见病变输尿管口周围充血、水肿和溃疡，并可见结核结节。

4. 输尿管囊肿

输尿管囊肿系输尿管开口处呈囊性扩张，开口细小，排尿不畅，可致输尿管扩张，其扩张范围轻者位于下段，重者全程输尿管扩张。B 超检查时显示膀胱内有一圆形囊性肿物。膀胱造影见膀胱内圆形充盈缺损。膀胱镜检查见输尿管口圆形肿物，表面光滑，有一细小圆孔间断喷尿，囊肿大小随排尿而改变。

六、治疗

先天性巨输尿管的治疗方式取决于输尿管扩张和肾功能损害的程度。

（1）对输尿管扩张程度较轻而肾积水不明显者可随访观察，有文献报道约 40% 的病例可选择非手术治疗。

（2）如输尿管扩张明显而肾功能损害不严重，可行输尿管裁剪整形后膀胱再植术。术中应注意必须切除末端 1～2 cm 的病变。输尿管裁剪时应部分切除输尿管下段外侧壁，长度相当于输尿管全长的 1/3，但不能超过 1/2，以免发生缺血、坏死。必须行抗反流的输尿管膀胱再植术，可于膀胱顶侧壁切开浆肌层达黏膜长为 3～4 cm，于远端剪开黏膜成一小口，与输尿管黏膜吻合，将输尿管下段包埋在肌层内缝合浆肌层。

（3）对重度肾积水、肾功能损害严重者应行肾输尿管切除术。伴有感染时可先行肾造口引流，待控制感染后再行肾输尿管切除术。

第八节　输尿管口膨出

一、概述

输尿管口膨出，又称输尿管口囊肿，是输尿管末端向膀胱内呈囊性扩张。膨出为膀胱黏膜，内层为输尿管黏膜，中间为残缺不全的肌肉和胶原纤维。膨出大小不一，小者为 1 ～ 2 cm，大者可几乎占满整个膀胱。女性发生率较男性发生率高 3 ～ 4 倍。可发生于单一输尿管，左侧多见，也可双侧同时发生，双侧为 10% ～ 15%。多合并重复肾输尿管畸形，且多数来自重复肾的上肾段。

二、病因

输尿管口膨出原因目前不是十分清楚，可能是输尿管口狭窄或功能性挛缩所致。胚胎发育期输尿管与尿生殖窦之间的隔膜未吸收消退，形成输尿管口不同程度的狭窄。也可能是输尿管末端纤维结构薄弱或壁间段的行径过长、过弯等因素引起，经尿流冲击后形成囊性扩张突入膀胱。可分为原位（单纯性）输尿管囊肿和异位输尿管囊肿。前者多见于成年人，其开口部位正常或略有偏移，囊肿常较小，位于膀胱内，仅产生轻微的输尿管梗阻，不阻塞膀胱颈部，故对肾脏的损害较轻或不受影响。后者多见于小儿，囊肿一般较大，合并重复肾双输尿管畸形，常见上肾段的输尿管开口于膀胱颈或后尿道，引起尿路梗阻，偶可发生于下肾段的输尿管，体积较大，但开口小，多位于膀胱基底部，近膀胱颈部或尿道内，甚至脱出尿道。按 Stephen 的病理解剖分类则分为狭窄性、括约性和狭窄括约性输尿管囊肿 3 类。

三、临床表现

（1）排尿困难：输尿管口膨出位置异常时，常阻塞尿道内口，出现排尿困难，尿线中断。女性患儿可见淡红色包块从尿道外口脱出。

（2）尿路感染：膀胱刺激征，有时反复发热伴脓尿。

（3）上尿路梗阻症状：肾积水及输尿管扩张，可有腰部隐痛，合并结石时，可有血尿及腰腹部疼痛。

四、诊断

本病多见于儿童，女孩多见。早期病例，临床上可无症状，常在诊断重复肾畸形时被发现。依靠影像学及膀胱镜检查进行诊断。

（1）B 超：可发现直径 1 cm 以上的输尿管膨出。

（2）排泄性尿路造影：单纯输尿管口膨出时，若肾功能良好，输尿管连同膨出呈蛇头状伸入膀胱；若来自功能不好的重复肾时，膀胱内显示球形充盈缺损。

（3）膀胱造影：可补充排泄性尿路造影不足，还可显示有无输尿管反流。

（4）膀胱镜检查：膨出较小时，可看出全貌，有时看到膨出随喷尿而增大。

膨出较大时，难看到全貌，仅看到大片有血管分布的膨出壁。

五、治疗

（1）若膨出较小，无临床症状，无明显肾积水，一般不需治疗。

（2）膀胱镜下输尿管口膨出部的微创手术，可冷刀切开或电灼。

（3）上半肾及上肾大部分输尿管切除术，适用于重复肾双输尿管畸形上半肾无功能者。

（4）输尿管口膨出部分切除，行输尿管膀胱吻合术。

第九节　原发性膀胱输尿管反流

一、概述

正常情况下，尿液只能自输尿管进入膀胱，不能自膀胱反流入输尿管，如某些原因影响了膀胱输尿管连接部的生理功能，将产生膀胱输尿管反流。发病率为 $1\% \sim 18\%$。在尿路感染的婴儿中，反流发生率达 70%。

二、病因

主要是黏膜下输尿管纵行肌纤维有缺陷，致使输尿管口外移，黏膜下输尿管缩短，从而失去抗反流能力。其他病因还有输尿管口形态异常、输尿管旁憩室、输尿管开口于膀胱憩室内、异位输尿管口、膀胱功能紊乱等。

三、临床表现

（1）反复尿路感染：常有膀胱刺激征，可伴发热、脓尿等。

（2）腰腹部疼痛：肾盂肾炎可导致腹部不确定性疼痛，部分患者膀胱充盈或用力排尿时感觉腰肋部胀痛。

（3）其他症状：可有恶心、呕吐、畏食等消化道症状，部分患者有生长缓慢、嗜睡、高血压等症，少数出现肾功能不全相关症状。

四、诊断

1.临床表现

患者反复出现尿路感染，特别是合并高血压、肾功能损伤时应考虑该病的可能。

2. 影像学检查

（1）B 超、CT、MRI：提示膀胱尿潴留，肾及输尿管扩张、积水。

（2）排泄性尿路造影：显示肾、输尿管积水，肾实质变薄，肾功能减退，肾显影淡、迟缓，甚至不显影。

（3）排尿期膀胱尿道造影：为诊断膀胱输尿管反流的主要方法。向膀胱注入对比剂，当压力达到一定程度时，对比剂沿输尿管反流到肾盂即可明确诊断并分度。

3. 膀胱输尿管反流的分度

按国际标准，将原发性膀胱输尿管反流分为 5 度。Ⅰ度，反流仅达输尿管；Ⅱ度，反流至肾盂、肾盏，但无扩张；Ⅲ度，输尿管轻度扩张和（或）弯曲，肾盂轻度扩张和穹窿轻度变钝；Ⅳ度，输尿管中度扩张和弯曲，肾盂、肾盏中度扩张，但多数肾盏仍维持乳头状态；Ⅴ度，输尿管严重扩张和迂曲，肾盂、肾盏严重扩张，多数肾盏中乳头形态消失。

五、治疗

根据反流程度，尿路感染是否易于控制及患儿年龄来决定非手术治疗还是手术治疗。

1. 非手术治疗

原发性膀胱输尿管反流的儿童因有较大可能自愈而不需要手术。对于尿路造影显示上尿路正常和膀胱镜检查显示膀胱输尿管交界基本正常，膀胱对比剂显示暂时或仅在高压时反流的患者，可行非手术治疗。

2. 手术治疗

（1）输尿管膀胱成形术：手术指征为反流程度达到Ⅳ度以上的；Ⅲ度反流以上的经一段时间非手术治疗无效且程度加重者；反流与膀胱输尿管连接处畸形有关，如输尿管呈洞穴状、输尿管旁囊性病变、输尿管开口于膀胱憩室内；经长期药物治疗而感染不能控制者，或无法坚持药物治疗者。

（2）其他手术方式：单侧反流且同侧肾严重损害，对侧肾脏正常时，可行肾切除术；重复肾半肾已经无功能，可行半肾及输尿管切除术；单侧反流时，可将反流的输尿管下端与正常侧输尿管吻合。

第六章 泌尿系统梗阻诊疗

第一节 肾盂输尿管连接部梗阻

一、概述

肾盂输尿管连接部（UPJ）梗阻为一种动力性或机械性梗阻，是小儿及青少年肾积水的常见原因。以男性多见，左侧居多。儿童及年轻者多见。

二、诊断

1. 病史

（1）主诉：以腹部肿块或间歇性腰部疼痛就诊。

（2）现病史：了解发病年龄，是否有腰腹部疼痛，疼痛的性质，疼痛呈间歇性还是持续性，是否伴有呕吐，疼痛是否似胃肠道疾病。大量饮水后，是否出现腰部胀痛。是否有血尿，尤其是在轻微腰腹部外伤后。是否有腹部肿块，腰部疼痛是否伴有发热。

2. 体格检查

肋脊角有无局限性隆起，有无腹部肿块、肾区叩痛。肾积水肿块的紧张度可不一致，如肿块的紧张度较低或时硬时软，有波动感者，则肾积水的可能性很大。

3. 辅助检查

（1）尿常规和尿培养：可了解肾积水是否合并感染。

（2）血液生化检查：了解肾脏功能情况及体内的水、电解质、酸碱平衡状况。

（3）B超检查：肾脏集尿系统积水扩张，输尿管不扩张或显示不清，严重者肾脏体积增大，肾皮质变薄。

（4）排泄性尿路造影：可见肾盂、肾盏扩张积水，或对比剂突然中止于UPJ，下输尿管不显影或正常。

（5）逆行肾盂输尿管造影：逆行肾盂输尿管造影显示UPJ处狭窄，有助于UPJ梗阻的诊断。

（6）MRI：可代替逆行肾盂输尿管造影和肾穿刺造影。对肾功能不佳、排泄性尿路造影显示不佳者应用 MRI 检查可以了解梗阻部位、病因及梗阻程度。

4. 临床分型及分度

（1）临床分型。①功能性 UPJ 梗阻指电镜下肌细胞内 UPJ 处有大量胶原纤维，肌细胞失去正常排列，互相分离，不能传递来自起搏细胞的电活动，阻断正常蠕动的传递。②机械性 UPJ 梗阻包括 UPJ 处异位血管、纤维索带压迫，UPJ 处慢性炎症、肿瘤、手术创伤后瘢痕收缩等。

（2）肾积水分度。肾积水可分为 5 度。

一度：肾盂扩张、肾盏正常、肾皮质正常。

二度：肾盂扩张、肾盏轻度扩张、肾皮质正常。

三度：肾盂扩张、肾盏明显扩张、肾皮质正常。

四度：肾盂扩张、肾盏明显扩张、肾皮质变薄。

五度：肾盂扩张、肾盏明显扩张、肾皮质明显变薄。

三、鉴别诊断

1. 缩窄性肾盂肾炎

由慢性肾盂肾炎、肾结石及肾盂切开取石术后引起，影像学检查肾盂不规则，以肾盂积水为主，肾盂呈收缩状。

2. 上段输尿管梗阻

UPJ 以下的上段输尿管梗阻，可为炎症、占位性病变、结石等引起，B 超检查往往分辨不清，但对发现阴性结石有帮助；排泄性尿路造影及逆行造影可以明确梗阻的性质。

3. 重度膀胱输尿管反流引起的 UPJ 扭曲

排尿期膀胱造影可协助诊断。纠正反流后，UPJ 的扭曲可消失。

四、治疗

1. 治疗原则

对轻度的肾盂、肾盏扩张病例，可继续随诊观察 3～6 个月，如病情加重，有明显肾盂、肾盏扩张，应行手术治疗。

2. 术前准备

（1）手术指征：输尿管肾盂梗阻，三度以上肾积水；排泄性尿路造影检查梗阻存在，随访过程中肾积水加重，肾功能进一步恶化；肾积水引起疼痛、感染而影响工作或日常生活者。

（2）常规准备：①明确诊断，了解有无伴发畸形及并发症。②了解双侧肾功能。

3. 手术要点

（1）三度肾积水和四度肾积水：行离断性肾盂成形术或其他各种肾盂成形术。

（2）五度肾积水：行肾盂成形术，必要时加肾折叠术或肾切除术。

（3）肾积水严重：患肾功能在 10% 以下或有明显发育异常，肾萎缩明显（术中测量肾皮质厚度小于 2 mm）且对侧肾功能良好，可行肾切除术。

4. 术后处理

（1）肾周引流管于术后 4～5 d，无分泌物流出时可拔出。置双 J 管者，术后要持续保留导尿，并取半卧位，使尿液充分引流，减少尿外渗机会。

（2）肾盂输尿管外支架管一般在术后 3 周拔除，仍保留肾造瘘管。之后再夹闭造瘘管，若无腰痛、膀胱尿液增多，可拔除肾造瘘管。对于置双 J 管内支架者，可于术后 2～3 个月内在膀胱镜下拔除。

（3）加强抗感染及支持治疗。

5. 并发症及处理

（1）持续漏尿：留置肾盂输尿管外支架管及肾造瘘者很少发生伤口长期漏尿。已放置造瘘管者，宁可放置原位，也不应盲目将管子退出，可在 X 线、B 超监视下调整位置。持续漏尿超过 1 周，则吻合口可能发生问题，若仅为吻合口水肿，致引流不畅，保持肾外引流通畅，预防感染，尿液漏出逐渐减少者，仍有机会于数周内自行愈合。若漏尿时间较长，发生输尿管周围炎、纤维化、粘连成角等情况，则无再愈合希望。应积极采取措施，须在膀胱镜下插入双 J 管，或行造瘘术。

（2）吻合口水肿：在一般情况下，吻合口水肿消除，肌源性传导恢复需 4 周以上，故主张放置内支架双 J 管。

（3）尿囊肿：由吻合口漏尿或拔除肾造瘘管后尿液积聚于肾周引起。小的囊肿可自行吸收，较大的应在 B 超指导下穿刺、插管引流或切开引流。

（4）无梗阻性肾积水：此种持续性肾积水可能为吻合口不畅或肾盂失张力所致。利尿性肾图显示肾盂排空功能尚好，提示肾积水不是吻合口梗阻所致，可以继续随诊观察。

（5）吻合口狭窄：吻合口缺血、纤维化、受压或扭曲可致狭窄或完全闭塞。此时不宜急于再次手术，应保留肾造瘘管或行肾造瘘术，充分引流，最少 3 个月。一般要在半年后再行手术，手术难度较第一次手术大，按具体情况施行粘连松解、肾盂输尿管再吻合术、输尿管肾下盏侧－侧吻合术及回肠代输尿管术。

6. 疗效及预后评估

（1）疗效评估。

①治愈：原发病治愈，梗阻解除，切口愈合，腹部肿块消失，患肾功能恢复。无泌尿系统感染，尿常规正常，尿培养阴性。

②好转：梗阻未完全解除或行各类型造口术。积水程度减轻，患肾功能不完全恢复正常。尿常规异常，尿培养阳性。

（2）预后评估。对进行性加重的肾积水，肾功能持续下降，应积极手术治疗。离断性 UPJ 整形术成功率达 97%。手术成功，术后复查排泄性尿路造影可示吻合口通畅，肾盏、肾盂积水好转，肾功能有所恢复。只有轻度肾积水及儿童期的 UPJ 梗阻造成的肾积水，经有效治疗，可使肾积水完全恢复。

7. 出院医嘱

（1）多饮水，预防性服用抗生素，防止感染的发生。

（2）定期复查。置内支架双 J 管出院的患者，要定期复查 KUB 平片，了解双 J 管位置。有出现置管后的少量血尿及异物性尿道感染的可能。注意休息。择日行膀胱镜下拔管。

第二节　输尿管狭窄

一、概述

输尿管狭窄是指从 UPJ 以下至膀胱输尿管入口以上部位由各种原因引起的狭窄。可引起狭窄部位以上肾积水、输尿管扩张、肾功能减退，易并发感染和结石。近年来广泛开展的输尿管镜操作，也容易引起输尿管损伤，特别是输尿管口损伤狭窄，狭窄愈完全，愈接近肾脏，对肾脏的损害出现得愈早，程度也愈重。最终将导致肾功能丧失。

二、诊断

1. 病史

（1）主诉：以腰腹部疼痛甚至肾绞痛就诊，并发感染或结石可伴有发热、血尿等症状。

（2）现病史：询问发病的年龄，有无输尿管手术、外伤及排石史。腰部胀痛情况，是否有血尿、肾绞痛发作情况。有无发热，有无尿频、尿急、尿痛等膀胱刺激症状。

2. 体格检查

腰腹部有无手术瘢痕，肋脊角有无局限性隆起，肾区是否有压痛、叩痛，平卧位肾下极是否可及，腹部是否可触及包块，输尿管路径有无压痛。

3. 辅助检查

（1）尿常规：有镜下血尿，常可见脓细胞、尿蛋白、管型。

（2）B超检查：显示患侧肾积水，狭窄部以上输尿管扩张。

（3）X线及排泄性尿路造影：可了解肾积水、输尿管狭窄部情况。

（4）逆行肾盂造影及经皮肾穿刺顺行造影：在排泄性尿路造影显示狭窄部不满意时可行逆行肾盂造影，对明确狭窄部位、长度和性质有重要意义。经皮肾穿刺顺行造影可了解对比剂通过狭窄部情况，亦可引流肾盂尿，了解每日患肾引流尿量，评估肾功能。

（5）放射性核素肾图：显示患侧肾脏排泄功能减退，甚至分泌、排泄功能均减退。

4. 临床诊断及分型

（1）诊断依据。①疼痛：狭窄部位以上肾盂、输尿管扩张积水，有腰部胀痛，甚至肾绞痛发作。②膀胱刺激症状：低位梗阻可引起反射性尿频、尿急、尿痛。继发感染时亦可出现膀胱刺激症状。③发热：继发感染，特别是狭窄后继发肾积水引起脓肾时。④体格检查：患侧肾区有压痛、叩痛。输尿管路径有压痛。严重肾积水可扪及肾下极甚至腹部出现包块。⑤B超：显示肾、输尿管积水征。⑥X线检查：排泄性或逆行尿道造影，显示狭窄部以上肾、输尿管扩张积水，如果造影显示不满意，可行大剂量排泄性尿路造影或经皮肾穿刺顺行造影，明确狭窄部位、长度和性质。⑦放射性核素肾图：显示患侧肾脏排泄功能减退，甚至分泌、排泄功能均减退。

（2）临床分型。①管腔内狭窄：输尿管内息肉、肿瘤、瓣膜等占据管腔而形成狭窄。②损伤后狭窄：各种外伤或手术使输尿管壁缺损、瘢痕性愈合及纤维变性等造成输尿管狭窄。③管腔外压迫：输尿管外部原因压迫形成的狭窄，如腔静脉后输尿管、腹膜后肿瘤及腹膜后纤维硬化症等。

三、鉴别诊断

1. 输尿管痉挛

在 X 线造影片上有输尿管狭窄征象。但痉挛是一种功能性疾病，其形态改变不是持续性存在，重复造影时，其狭窄形状可发生改变或消失。在电视监视下进行动态观察，注射解痉药物后狭窄消失。放射性核素肾图显示，在注射呋塞米后，排泄段明显下降。

2. 输尿管结石

有阵发性肾绞痛史，在腹部 X 线平片上有不透光影像。逆行性尿路造影显示梗阻部位呈杯口状，阴性结石在梗阻部位有负影。

3. 输尿管结核

造影显示肾盂及肾盏破坏，管腔不光滑，输尿管黏膜呈虫蚀样改变，并僵直或粗细不均。肾实质破坏，有空洞形成。24 小时尿沉渣中可找到结核分枝杆菌，膀胱镜检查发现膀胱黏膜充血、水肿，可见溃疡和出血灶，有结核结节。

4. 腔静脉后输尿管

为先天发育异常。排泄性尿道造影显示狭窄部位多在输尿管中段，向中线移位，梗阻以上有肾、输尿管扩张积水。多为右侧输尿管病变。逆行尿道造影显示移位于中线的输尿管呈狭窄段，再向上移行成扩张积水段呈"S"状。B 超对诊断腔静脉后输尿管亦有一定作用。

5. 输尿管肿瘤

肿瘤梗阻可致肿瘤以上肾、输尿管扩张积水。以间歇性无痛性血尿为特征，尿液中可找到癌细胞。排泄性尿道造影显示输尿管有充盈缺损，在中、晚期往往出现患侧肾不显影。逆行尿道造影常可显示"倒高脚酒杯"状充盈缺损。膀胱镜检查，有时可见患侧输尿管口喷血。

四、治疗

1. 治疗原则

（1）肾积水合并急性感染，在无法置输尿管支架引流时，先行肾造瘘术、抗感染治疗，待感染消除后再择期行解除狭窄手术。

（2）对手术、外伤及医源性损伤引起的输尿管狭窄，特别是局部有尿外渗的输尿管狭窄，应先行肾造瘘术使尿流改道，6 个月后再行手术。

（3）腔内手术可选择输尿管镜下狭窄段内切开术、输尿管气囊扩张术及腔内激光内切开术等。

2. 手术治疗要点

（1）输尿管息肉、瓣膜：可行输尿管镜下息肉、瓣膜切除，其具有损伤小、恢复快等优点。如息肉引起长段狭窄，无法彻底切除，亦可行开放性手术，考虑行狭窄段切除、输尿管端 – 端吻合术。

（2）腔静脉后输尿管：将下腔静脉后输尿管游离，于扩张与狭窄交界处离断，输尿管从静脉后方拉出，切除狭窄段，静脉前方作输尿管端 – 端吻合。

（3）输尿管狭窄过长时，切除长段狭窄。输尿管无法再吻合时，可采用：①少许游离肾脏下移，或作输尿管肾下盏吻合。②肠代输尿管手术。③下段可应用膀胱瓣输尿管吻合术。

3. 术后处理

（1）吻合口漏尿：术中保证吻合口血供良好，吻合口无张力，提高吻合技术。术中置支架管，若置双 J 管，要留置导尿管 10 d 左右。术后搬动患者要轻，术后 1 周内忌过多活动，防止吻合口处裂开或脱开。留置后腹膜腔引流管，术后 5 d 左右才可拔除。一旦发生漏尿，要保留引流管，充分引流。

（2）支架管滑脱和不在位：术中放置的输尿管支架管，无论是外支架管还是内支架管，要保持在位，妥善固定。在发生双 J 管末段未入膀胱腔时，可采用输尿管镜取出。支架管放置时间一般不少于 6 周，但也不能超过 3 个月。

4. 疗效及预后评估

（1）疗效评估。

①治愈：原发病治愈，梗阻解除，切口愈合，腹部肿块消失，肾功能恢复。无泌尿系统感染，尿常规正常，尿培养阴性。

②好转：梗阻未完全解除或行各类型造口术。积水程度减轻，肾功能不完全恢复正常。尿常规异常，尿培养阳性。

（2）预后评估。手术效果除与手术技术有关外，还与是否感染、支架管位置放置是否妥当等因素有关。一旦手术失败，再次手术难度增加，即使采用肠代输尿管术，疗效亦不十分理想。

5. 出院医嘱

（1）嘱患者多饮水。

（2）定期复查。留置双 J 管出院者，定期复查 KUB 平片，了解双 J 管位置。有出现置管后的少量血尿及异物性尿道感染的可能。注意休息。择日行膀胱镜下拔管。

第三节　输尿管肠吻合口狭窄

一、概述

多种因素可引起输尿管肠吻合口狭窄，包括输尿管解剖分离技术、应用于替代输尿管的肠管类型、吻合口的类型等。输尿管局部缺血是导致输尿管肠吻合口狭窄的主要原因，因此手术中对输尿管的解剖、分离至关重要。尽管在手术过程中需要将输尿管游离，使输尿管和准备吻合的肠管尽量靠近，但是不宜过分剥离输尿管外膜。因为输尿管的血供与输尿管外膜平行，过分剥离输尿管外膜可能引起远侧输尿管缺血及狭窄形成。当使用回肠代左侧输尿管时，输尿管应置于乙状结肠系膜的下方、主动脉上方。在左侧输尿管解剖分离后，多出的输尿管和可能形成的成角弯曲围绕肠系膜下动脉可能导致吻合口狭窄的发病率升高。

输尿管肠吻合口狭窄好发于左侧，发病率在 4% ～ 8%。

二、诊断

对于接受任何类型尿流改道的患者，术后了解上尿道情况最简单且微创的检查就是 B 超检查。如果患者 B 超检查提示肾积水，则应行排泄性尿道造影了解狭窄的部位、长度及程度。假如发现结石或肿瘤复发，可考虑行 CT 或 MRI 检查。慢性肾积水的患者应用利尿肾图可了解单侧肾功能，明确是否存在功能性梗阻。如果患者肾功能不全，不宜行排泄性尿道造影和利尿肾图检查，可考虑作经皮肾穿刺造影并留置造瘘管，这样既可明确诊断又可以缓解肾积水。该项检查也可用于内镜治疗吻合口狭窄的术前评估，利于制订手术计划。此外，如果患者存在肾绞痛、复发性泌尿系统感染、肾功能损害等情况，也应该进一步检查。

三、治疗

并非所有接受输尿管肠吻合的患者术后出现肾积水均需要接受外科干预。大多数接受输尿管肠吻合术的患者术后出现慢性肾积水的原因并非梗阻，这类患者不需要手术治疗。只有那些出现疼痛、感染，或功能性梗阻导致肾功能不全的患者需要外科治疗。尽管在吻合口处出现恶性肿瘤复发的情况不多见，但是如果在狭窄部位出现不规则肿块迅速增大导致梗阻，明显影响肾功能，则需要积极评估和外科手术。

1. 内镜治疗

内镜治疗输尿管肠吻合口狭窄的技术发展类似于内镜治疗输尿管梗阻的过程。最初的内镜治疗方法包括简单的球囊扩张、留置支架。由于上述方法的治疗效果不理想，尤其是远期疗效不理想，内镜下应用电烧灼和激光对狭窄段进行内切开的技术逐渐发展起来。目前，可弯曲的软性输尿管镜下应用钬激光切除输尿管肠吻合口狭窄正成为内镜治疗输尿管肠吻合口狭窄的先进技术。

内镜治疗输尿管肠吻合口狭窄与输尿管狭窄之间的不同之处在于治疗输尿管肠吻合口狭窄更倾向应用顺行的方法。首先建立经皮通道，缓解梗阻引起的肾积水以及控制可能同时合并的感染。一旦患者病情稳定，积水得到明显缓解，感染得到控制，就可借助内镜使球囊通过经皮通道到达吻合口狭窄处，进行狭窄部位的扩张，直至狭窄环消失。或同样的方法置入支架，扩张狭窄环。支架容易出现黏液堵塞，导致治疗失败，多个治疗中心为避免此情况发生，支架的留置时间一般为 4 ～ 8 周。

在内镜直视下行输尿管肠吻合口狭窄电切术是相对安全、有效的方法。随着激光技术的发展，钬激光越来越多地应用于泌尿外科的临床治疗。钬激光是一种有效的切割工具，可应用于吻合口狭窄的切开。

左侧输尿管肠吻合口狭窄的腔内治疗较右侧难度大，大多数治疗失败的病例出现于左侧。左侧输尿管肠吻合口狭窄的腔内治疗的主要风险在于出血，可能与该侧输尿管与乙状结肠系膜邻近，手术过程中容易造成乙状结肠系膜损伤有关。因此，对于左侧输尿管肠吻合口狭窄的腔内治疗应慎重考虑，开放手术可能是一种相对安全的选择。

2. 开放手术

一般情况下，在腔内治疗失败后，才考虑开放手术。开放手术治疗输尿管肠吻合口狭窄在技术上更具有挑战性，同时术后需要更长的时间恢复。开放手术的成功率较腔内手术高，尤其相对球囊扩张术，开放手术的远期成功率可达 80%。但是，如果狭窄段的长度大于 1 cm，开放手术术后复发率明显增加。左侧手术成功率要低于右侧。

第四节　尿道狭窄

一、概述

尿道狭窄是指某种原因导致的尿道管腔变细，可发生于尿道的任何部位。男性多见，女性因尿道短而宽大，故不易发生尿道损伤与狭窄。

男性尿道的结构比女性复杂，分为前尿道与后尿道两部分。前尿道被尿道海绵体和球海绵体肌所包绕，血流丰富。后尿道部分的膜部尿道位于尿生殖膈之间，是后尿道最狭小和最固定的部分。在尿生殖膈与前列腺尖部之间有一段称之为膜上部尿道的部分最为薄弱，此处常在骨盆骨折时受到损伤。

男性尿道括约肌的控制与膀胱颈部、膜部尿道由横纹肌所构成的外括约肌和位于外括约肌内层受 α-肾上腺素能受体控制的环形平滑肌有关。因此，手术时要避免损伤血管、神经及重要的环形括约肌。尿道嵴远端和外括约肌之间的不随意肌是在外括约肌损伤后保持括约功能的部分，术中应注意保护。

二、病因

1. 外伤性尿道狭窄

大都为外来暴力所致，也可以是尿道内手术器械的操作所导致。狭窄的发生与损伤程度或与损伤早期处理不当有关。狭窄是创伤组织的纤维性变形成瘢痕挛缩所造成，局部的尿外渗、血肿与感染对这一病理过程起促进作用。狭窄常在外伤后数周至数月发生。

在当今社会，交通事故已成为尿道外伤的主要原因。骨盆骨折时并发尿道损伤的概率很高，其原因除骨折碎片的直接损伤外，更为主要的原因是骨盆受伤时所发生的剪力作用。骨盆受到外来暴力时常发生扭转，使骨盆内径发生急剧变化，当侧方受压时，其横径短缩而前后径被拉长，骨盆软组织也发生剧烈牵拉与错位，膜部尿道随三角韧带及耻骨弓向前方移动，前列腺部尿道则随前列腺、膀胱及直肠向后上方浮动，从而使最为薄弱的前列腺尖部远端的膜上部尿道被撕裂，造成后尿道损伤。

2. 感染性尿道狭窄

目前常见的是非特异性细菌感染所致的尿道狭窄，大多发生于尿道损伤的早期处理不当之后。病毒性及结核性感染亦可导致狭窄，但已十分少见。感染性尿道狭窄常发生于尿道腺体分布集中的部分，因此多见于前尿道，且常表现为长段的尿道狭窄。

3. 医源性尿道狭窄

常是应用尿道器械时操作不当所致，如金属尿道探子、金属导尿管和内腔镜等的应用不当。近年来由于腔内泌尿学的兴起，如 TURP 和 TURBT 等在临床上的广泛应用，这类医源性尿道狭窄的发生有所增加，其好发部位以尿道外口及前尿道多见，尤其是在长期留置导尿管的病例，即使是极其普通的软质导尿管的留置，如果固定方式欠妥或护理不当，特别是发生感染后未做相应有效的处理，也常可导致尿道炎及尿道周围炎，最终可产生尿瘘或感染性尿道狭窄甚至尿道闭锁。例如使用导尿管管径过粗，使尿道内分泌物引流不畅；又如常被部分医生忽视的导尿管的正确固定位置。固定导尿管时应将阴茎及导尿管翻向耻区，这样可使呈"S"形的尿道的第二个弯曲点不至于因导尿管的压迫而发生阴茎、阴囊交界处的压力性损伤而形成尿瘘或尿道狭窄。选用组织相容性较好的硅胶导管对减轻感染是有利的。

4. 先天性尿道狭窄

先天性尿道狭窄以尿道外口为多见，多发生于有包茎的儿童及成人。一些重复尿道、尿道下裂的畸形病例也常并发先天性尿道狭窄。先天性尿道狭窄由于症状不明显而易发展成严重肾积水、继发感染或肾功能受损时才被发现。女性尿道狭窄或尿瘘常与产伤、严重的会阴部或骨盆损伤、感染等有关。

三、诊断

根据病史、体征、排尿情况、尿流率测定、试探性尿道扩张以及尿道镜的检查手段，本病的诊断是不困难的。尿道造影有助于了解狭窄部位、长度、有无瘘管或假道等。尿道造影每次宜摄两张斜位片，一张是逆行尿道造影，另一张是排尿期膀胱尿道造影片，后者对了解后尿道或狭窄段以上尿道的情况至关重要。如排尿期膀胱尿道造影未能满意地显示后尿道情况，在已行耻骨上膀胱造瘘的病例可以采用经造瘘口将金属探子插入后尿道，同时配以逆行尿道造影的摄片方法，往往可显示狭窄的部位与长度。以往前后尿道均采用金属尿道探子替代对比剂的方法，但由于手法上易发生错位而使造影结果严重失真，现已不再推荐使用。

近年来一些学者观察到超声对尿道狭窄的诊断有较大的帮助，通过直肠探头和（或）线阵探头，利用向尿道内注水或排尿动作等配合，可清楚地观察到动态的尿道声像图，不仅可观察狭窄的部位、长度，还可观察狭窄周围瘢痕的厚薄程度，对选择何种手术方式有很大的参考价值，如狭窄段短而瘢痕少者可首选内切开术治疗，反之则以选择开放性手术为佳。此外超声对 X 线造影不易显示的后尿道往往可获得较好的显示。可清楚显示假道为超声独到之处，故超声对诊断本病是一种颇有前途的技术。

应注意狭窄可以是节段性的、多发的。当尿道造影提示尿道可能完全闭锁时，事实上不一定全长均已闭锁。超声和尿道海绵体造影术对诊断可能有一定帮助，但最后还得依靠手术探查来明确。明确诊断并据此选择最为合理的手术术式是治疗成功的关键。

长期、严重的狭窄的病例需要对上尿道的功能及形态进行检查，还应注意有无感染、结石等并发症。

在鉴别诊断上应注意与前列腺增生症、膀胱颈挛缩、神经源性膀胱、尿道结石及尿道异物等疾病相鉴别。

四、治疗

1. 尿道扩张术

一般尿道狭窄常首先采用尿道扩张这一简易的治疗方法，不少患者可因此康复。这是一项物理性治疗，起到按摩软化瘢痕并促使其吸收的作用，使尿道扩大并保持通畅。扩张应定期进行，要循序渐进，扩张的幅度应视狭窄程度而定，操之过急或过度扩张是失败的重要原因。良好的麻醉有助于扩张的成功。丝状探子对治疗严重狭窄的患者是有帮助的。

为预防扩张引起尿道热，术前用抗菌药物做尿道冲洗，术前、术后口服抗菌药物。当尿道有急性炎症时，禁用尿道扩张术。

2. 尿道内切开术

尿道内切开术是一种简单而有效的治疗方法，对尿道扩张失败的部分病例，特别是狭窄周围瘢痕组织较少的病例和多发性或长段狭窄的病例，只要尚能通过丝状探子，就均可采用本法治疗。有学者提出当应用电切镜或碎石镜而尿道不够大时，虽无尿道狭窄亦可采用本法以扩大尿道，使腔内治疗得以进行。尿道内切开术分盲目和直视下进行两大类，在 20 世纪 70 年代以前普遍采用的是盲目法，70 年代以后因直视下尿道内切开镜的问世，尿道狭窄的治疗发生了巨大的变化。目前直视下尿道内切开术已成为本病首选的手术方法。

3. 尿道修复术

尿道修复术是一种可能完全治愈尿道狭窄的方法，适用于尿道扩张或内切开术失败和有假道或瘘管形成的病例。尿道修复术方法繁多，有分一期也有分二期或三期手术完成的，现分别选择几种具有代表性的手术方法简介如下。

（1）尿道外口切开术。应用于尿道外口狭窄的病例。手术应将狭窄段尿道向腹侧做全长切开，切开应达正常尿道 0.5 ～ 1.0 cm 处止，再分别将尿道黏膜与皮肤缝合。近来有学者介绍将腹侧的包皮做倒"V"形切开并与尿道黏膜缝合，可防止狭窄再发生。

（2）尿道对端吻合术。适用于尿道狭窄段在 3 cm 以内的病例。手术可一期完成，如吻合满意可获良好效果，是应用开放性手术治疗本病的首选方法。手术必须充分切除瘢痕，充分游离两端的尿道，在无张力的条件下将两端正常尿道组织作对端吻合。吻合口的断面应剪成斜面以防止吻合口狭小，尤其在前尿道吻合时更为必须。术后留置硅胶管一周左右。术后需应用雌激素以防止阴茎勃起造成吻合口出血或撕裂。为使狭窄段较长的病例也能满意地完成对端吻合术，可以通过下列方法以利吻合：①充分游离远端尿道来减少张力，必要时游离段可直达舟状窝。②将阴茎根部海绵体在中隔处予以分离或凿除部分耻骨联合或切除耻骨联合，以求减少因尿道弧形走向而带来的距离改变，为接近直行而缩短距离的方法，可大大扩大本式的适应证和提高成功率。本法不适用于多发性尿道狭窄和狭窄段过长的病例。

（3）经耻骨联合尿道修复术。此法有暴露好、操作方便的优点，可提高后尿道狭窄手术的成功率，尤其适用于狭窄段长，急症手术时未将上浮的膀胱固定的病例，或有骨折片压迫尿道及伴有尿道直肠瘘的病例等。手术要点是切除 4 cm 左右的耻骨联合，充分暴露后尿道，切除病损部分的尿道做正常尿道间的对端吻合术。狭窄段较长、远端尿道游离有困难时，可同时做会阴切口以充分游离远端尿道，或同时做阴茎海绵体中隔切开，有利于提高手术成功率。曾有人提出在小儿病例中采用强行撑开耻骨联合的方法，但可能发生骶髂韧带的损伤而遗留慢性腰背痛的后遗症，故目前已不再应用。

（4）尿道套入法。适用于后尿道狭窄段较长，膀胱上浮，近端尿道高而深，经会阴切口进行吻合有困难的病例。该手术的要点是在切除瘢痕后将远端尿道断端用可吸收线固定于导尿管上，将该导尿管经近端尿道自膀胱切口引出，并固定于腹壁，令远端尿道套入并使两尿道断端相互对合。断端对合要求在不能正确对合时其相距间隙或相重叠处均不超过 0.5 cm，否则易形成瓣膜或因缺损段过长而再度形成瘢痕。牵引用的导尿管在术后 10 ～ 14 d 时可予以拔除。

（5）皮片移植尿道修复术。

①游离皮片（管）移植尿道修复术。适用于球部尿道以远的尿道狭窄修复，由于手术效果较满意，其适应证在不断扩大。有学者认为自精阜以远的尿道任何部位的狭窄均可采用本法。阴茎悬垂部尿道的对端吻合术易发生再狭窄或尿瘘，本法可提高手术的成功率。对狭窄段较长的病例采用游离皮管修补的方法亦可获成功。做皮片修补时先将狭窄段尿道切开，两侧均应切至正常尿道 0.5～1.0 cm 处，然后取自体组织的皮片移植。目前被采用为自体组织材料的组织包括包皮、口腔颊黏膜及大肠黏膜等。如果尿道已闭锁，则可切除已闭锁尿道，然后将游离皮片缝合成一皮管并移植。提高游离皮片（管）成活率的要点：皮片之皮下脂肪须去尽；受移植处的组织应有良好的血供；移植后皮片应固定良好；充分引流防止感染。感染是手术失败的主要原因。术后尿道内留置硅胶管 2 周，术后 3 个月可行器械检查。少数病例术后有假性憩室形成。

②岛状皮片移植术。适用于前尿道狭窄的一期修复术，手术方法是在狭窄段尿道的邻近部位取一皮下组织不予离断的相应大小的带蒂皮片进行尿道修补。皮片保存了血供，故成活率高，提高了手术的成功率。将此法应用于前尿道瘘的修补，可取得良好的效果。

（6）皮肤埋入式尿道修复术。皮肤埋入式尿道修复术是一种分期进行的修复术式，其术式颇多。皮肤埋入法仅适用于狭窄段过长而无法用各种方式进行一期尿道对端吻合的病例。

4. 尿道内支架管的应用

不锈钢制成的支架首先成功地应用于心血管系统，然后应用于尿道。它可应用于前或后尿道的狭窄。术后随访最长的达 20 个月，绝大部分病例术后排尿通畅，原有尿道感染者可获治愈。该支架可以取出，如再次狭窄可重新置入。目前未发现与支架直接相关的不良反应。尿道内支架管的应用被认为对不愿接受开放性手术或复发的难治的尿道狭窄的治疗有意义，但其远期疗效尚有待进一步观察。

当然，尿道扩张、直视下尿道内切开术及开放性尿道修复术依然是尿道狭窄的标准术式。

总的来说，尿道狭窄的病情复杂多变，临床上还没有一种术式可以解决所有类型的狭窄。但无论采用何种术式，其总的原则是一致的——彻底切除狭窄段尿道直至正常尿道组织充分暴露，充分清除周围瘢痕组织，进行无张力的良好的对端吻合和预防感染是手术成功的关键。对严重和复杂难治的病例，往往需同时采用 2 种或 2 种以上方法，才有可能达到较好的治疗效果。因此，必须结合具体病例及术者的临床经验来选择合适的术式。

术后需进行一定时期的尿流率测定或尿道扩张来进行随访。术后随访应不少于 3 个月。如手术失败需再次行开放手术，应在 3 ～ 6 个月后再进行。

第七章 泌尿系统结石诊疗

第一节 肾脏结石

一、概述

肾脏结石为泌尿系统常见病，青壮年男性多发。50%左右的肾脏结石患者有不同程度的腰痛。结石较大时，其移动度受限，会表现为腰部酸胀不适，或活动增加时有隐痛或钝痛。结石较小时，可引起肾盂或输尿管梗阻，引发绞痛，常骤然发生腰腹部刀割样剧烈疼痛，呈阵发性。

二、病因

肾脏结石的形成原因非常复杂，目前还没有完全明确。总体来说成因可能包括外界环境、个体因素、泌尿系统异常及尿液的改变。其中，外界环境包括自然环境及社会环境。个体因素是指种族遗传、疾病、代谢异常、药物影响及饮食习惯等。泌尿系统异常通常涉及尿路梗阻、感染、异物等方面。以上多种因素导致尿液的改变，成石盐晶体过饱和、结晶，然后聚集、成团，滞留于肾脏中而形成结石。

三、临床表现

常见症状有腰腹部绞痛、恶心、呕吐、烦躁不安、腹胀、血尿等。如果合并尿路感染，可出现畏寒、发热等现象。如果是急性肾绞痛，则表现为剧烈疼痛。结石梗阻引起严重肾积水时，可在腰部或上腹部扪及包块。

四、诊断

1. 病史
病史在诊断上有很大帮助，特别是一侧肾区疼痛或绞痛合并血尿，有排出砂石史就可以诊断有尿石症。

2. 体格检查
肾绞痛发作静止期，仅有患侧肋脊角叩击痛。肾绞痛发作期，患者躯体屈曲，腹肌紧张，患侧肋脊角可有压痛和局部肌紧张。并发肾积水时腹肌放松可触及肿大有压痛的肾脏。多数没有梗阻的肾结石，可无明显体征。

3. 影像学检查

（1）KUB：90% 以上的肾结石在 X 线平片上显影。

（2）IVP：可以了解肾盏、肾盂形态和肾功能，并帮助寻找结石。不显影的结石在对比剂阴影内表现为透明区。

（3）B 超：对诊断无症状的较大的铸状结石及 KUB 不显影的结石有帮助，并能了解肾脏积水情况。

（4）膀胱镜检查：膀胱镜检查有一定的痛苦，并有继发感染的可能，因此不作为常规检查。它适用于 IVP 无法明确诊断的病例。

（5）CT：CT 不受结石成分、肾功能和呼吸运动的影响，而且螺旋 CT 还能够同时对所获取的图像进行二维及三维重建，因此能够检出其他常规影像学检查中容易遗漏的小结石。CT 诊断结石的敏感性比尿道平片高，尤其适用于急性肾绞痛患者的诊断。另外，结石的成分可以通过双源 CT 下结石 CT 值来进行初步的判定，从而为治疗方法的选择提供参考。增强 CT 能够显示肾脏积水的程度和肾实质的厚度，从而反映肾功能的改变情况。

4. 实验室检查

（1）尿常规：镜检可见到红细胞，合并感染时可见到白细胞。

（2）电解质和肾功能检查：可查钙、磷、尿酸、肌酐等。

五、治疗

1. 一般疗法

（1）大量饮水和解痉止痛：尽可能维持每日尿量在 2000 ～ 3000 mL。大量饮水配合利尿解痉药物，可促使小的结石排出。在感染时，大量饮水及利尿可促进引流，有利于感染的控制。

（2）针灸及应用排石药：针灸有解痉止痛作用。排石药可以利尿解痉，促进输尿管蠕动，有利于小结石的排出。

2. ESWL

（1）禁忌证：①全身出血性疾病。②血糖未被控制的糖尿病患者。③传染病的活动期。④怀孕者。⑤新发生的脑血管疾患、心肌梗死、心力衰竭、严重的心律失常及带有心脏起搏器的患者。⑥严重骨骼畸形的患者。⑦结石以下尿道有器质性梗阻，梗阻解除前。梗阻解除前 ESWL 治疗后结石无法排出，结石碎屑堆积会加重梗阻，因此应解除结石以下尿道梗阻后再行 ESWL 治疗。

（2）术前检查：①消除患者恐惧心理，使患者积极配合治疗。②治疗前 1 d 应用缓泻剂，当日晨禁食。③术前完善检查。术前应了解患者有无出血性疾病、心脑疾患，更要了解结石的大小、部位，肾脏有无积水，输尿管有无扩张，结石以下有无梗阻等。B 超检查简便、经济、无创伤，还可以发现直径 2 mm 以上的 X 线阳性及阴性结石。此外，B 超还可以了解结石以上尿道的扩张程度。KUB 平片可以发现 90% 以上的 X 线阳性结石，能够确定结石的位置、形态、大小和数量。静脉尿道造影可以了解尿道的解剖，确定结石在尿道的位置，发现 KUB 平片上不能显示的阴性结石，鉴别 KUB 平片上的可疑钙化灶。④泌尿系统存在感染时应先应用抗生素控制感染。⑤根据患者的具体情况制订针对性治疗方案。

（3）治疗方法：治疗小儿肾结石时电压应调低，轰击次数应减少。两次治疗间隔时间应大于 7 d，孤立肾肾结石、异位肾结石、小儿肾结石治疗间隔时间应大于 10 d。

（4）ESWL 的疗效：与结石的大小、位置、化学成分和结构，以及停留时间有关。

①结石的大小。结石越大，需要再次碎石的可能性越大。结石直径小于 20 mm 的肾结石应首选 ESWL 治疗，结石直径大于 20 mm 的肾结石和鹿角形结石可采取 PCNL 或 PCNL 联合 ESWL 治疗。建议 ESWL 之前插入双 J 管，防止"石街"形成阻塞输尿管。

②结石的位置。位于肾盂内的结石周围有空隙，易于碎结石的扩散，从而易于结石的排出。在肾结石体外碎石中，肾中盏和肾上盏的碎石较肾下盏碎石效果好。肾下盏漏斗部与肾盂之间的夹角为锐角、漏斗部长度较长和漏斗部较窄的患者，体外碎石后结石不易排出。

③结石的成分和结构。感染性结石最容易粉碎，其次是草酸钙、尿酸结石，最不容易粉碎的是胱氨酸结石。粒晶状结构的结石容易粉碎。

④停留时间。结石在泌尿系统停留时间过长将导致结石不易被粉碎，这是因为结石刺激会引起局部炎症、水肿、增生产生炎性肉芽肿，甚至纤维包绕。结石在泌尿系统停留时间过长可诱发鳞状上皮癌，治疗前应考虑到。

（5）并发症及处理：常见并发症及处理如下。

①血尿。一般都较轻，1 ～ 2 d 可自行消失，无须特殊处理。

②肾绞痛。发生率较低，如肾绞痛严重可予以镇痛解痉。术后嘱患者多饮水，可降低其发生率。

肾绞痛是泌尿外科的常见急症，需紧急处理。目前缓解肾绞痛的药物较多，包括非甾体抗炎药、阿片类镇痛药和解痉药，可以根据情况和医生经验灵活应用。阿片类镇痛药在治疗肾绞痛时不应单独使用，一般需要配合阿托品等药一起使用。

当肾绞痛不能被药物缓解或结石直径大于 6 mm 时，应采取相应的外科治疗措施，如再次行 ESWL、输尿管内放置支架管、经输尿管镜碎石取石术、经皮肾造瘘引流术等。通常将 ESWL 作为处理急症的措施（但应与上次 ESWL 间隔至少 7 d），通过碎石治疗不但可以缓解肾绞痛，还可以迅速解除梗阻。经皮肾造瘘引流术特别适用于结石梗阻合并严重感染的肾绞痛患者。

③发热。多见于有感染的结石，应予以抗生素控制感染。

④"石街"形成。对出现高热、腰部剧痛等有症状的"石街"，应立刻行肾造瘘引流。对 1 周内无排石而症状不严重的"石街"也应该行 ESWL，将较大的"石街"前端的碎石颗粒进一步击碎，以利于结石排出。ESWL 处理后仍无排石的患者应行经皮肾穿刺造瘘。

⑤肾周血肿。发生率较低，如果发生，应嘱患者绝对卧床休息，采取保守疗法对症处理。如伴高血压应服用降压药，并密切观察病情变化，及时采取有效措施。

3. PCNL

（1）适应证：①所有需开放手术干预的肾结石，包括完全性和不完全性鹿角形结石、长径 ≥ 2 cm 的肾结石、有症状的肾盏或憩室内结石、体外冲击波难以粉碎及治疗失败的结石。②输尿管上段、梗阻较重或长径 > 1.5 cm 的大结石，或因息肉包裹及输尿管迂曲、ESWL 无效或输尿管置镜失败的输尿管结石。③特殊类型的肾结石，包括梗阻明显的小儿肾结石、肥胖患者的肾结石、肾结石合并肾盂输尿管连接部梗阻或输尿管狭窄、孤立肾合并结石梗阻、马蹄肾合并结石梗阻、移植肾合并结石梗阻以及无积水的肾结石等。

（2）禁忌证：①未纠正的全身出血性疾病。②严重心脏疾病和肺功能不全，无法承受手术者。③未控制的糖尿病和高血压者。④盆腔游走肾或重度肾下垂者。⑤脊柱严重后凸或侧弯畸形、极肥胖或不能耐受俯卧位者亦为相对禁忌证，但可采用仰卧、侧卧或仰卧斜位等体位进行手术。⑥服用阿司匹林、华法林等抗凝药物者，需停药 2 周，复查凝血功能正常才可以进行手术。

（3）治疗原则：① PCNL 应在有条件的医院施行，由有经验的医生根据具体的情况采用大小不同的通道和不同类型的器械进行手术。②复杂或体积过大的肾结石手术难度较大，不排除开放手术处理。③合并肾功能不全者或肾积脓可先行经皮肾穿刺造瘘引流，待肾功能改善及感染控制后再二期取石。④完全鹿角形肾结石可分期多次多通道取石，但手术次数不宜过多，每次手术时间不宜过长，需视患者耐受程度而定。⑤多次 PCNL 后仍有长径> 0.4 cm 的残石，可联合应用 ESWL。

（4）术前准备：虽然 PCNL 是一种微创手术，但它仍然有一定的侵入性和风险，必须将术中、术后可能发生出血、周围器官损伤，情况严重时需中转开放手术，甚至需要行肾切除等情况充分告知患者及其家属。

其术前准备与开放手术大致相同。若尿培养有细菌存在，应该选择敏感的抗生素治疗。即使尿培养阴性，手术当天也应选用广谱抗生素预防感染。

（5）手术步骤：常规手术步骤如下。

①定位。采用 B 超或 C 臂 X 线机定位目标肾盏。为显示肾集合系统，可行逆行输尿管插管造影或造成人工肾积水。

②穿刺。穿刺点可选择在第 12 肋下至第 10 肋间腋后线到肩胛线之间的区域，穿刺经后组肾盏入路，方向指向肾盂。对于输尿管上段结石合并肾盂输尿管连接部狭窄需同时处理者，可首选经肾后组中盏入路，通常选第 11 肋间腋后线和肩胛下角线之间的区域作穿刺点。穿刺上、下组肾盏时，须注意可能会发生胸膜和肠管的损伤。

③扩张。肾穿刺通道可以用筋膜扩张器、Amplatz 扩张器、高压球囊扩张器或金属扩张器扩张。但是，具体使用哪种扩张器以及扩张通道的大小，必须根据医生的经验、当时具备的器械条件以及治疗费用等情况来决定。

④腔内碎石与取石。结石可通过激光、气压弹道、超声等不同方法击碎后取出。术后部分患者可采用"无管化"处理，但放置双 J 管和肾造瘘管较为安全，肾造瘘管可以压迫穿刺通道、引流肾集合系统、减少术后出血和尿外渗，有利于再次处理残石，而且不会增加患者疼痛和延长住院时间。

（6）术后并发症及处理：出血是 PCNL 最常见、最严重的并发症，可先试行夹闭肾造瘘管，静脉出血多可达到止血目的。如血压难以维持或出血超过 24 h，则要怀疑大的动脉出血或动静脉内瘘形成，可予动脉造影行选择性动脉栓塞。如发生感染，可予敏感抗生素治疗，保持造瘘管通畅。

4. 输尿管取石术

逆行输尿管镜治疗肾结石主要使用输尿管软镜，其对机体的损伤程度介于 ESWL 和 PCNL 两者之间。

（1）适应证：①ESWL 定位困难的、X 线阴性肾结石（长径＜2 cm）。②ESWL 术后残留的肾下盏结石。③嵌顿性肾下盏结石，ESWL 治疗效果不好。④极度肥胖、严重脊柱畸形，建立 PCNL 通道困难。⑤结石坚硬（如一水草酸钙结石、胱氨酸结石等），不利于 ESWL 治疗。⑥伴盏颈狭窄的肾盏憩室内结石。

（2）禁忌证：①不能控制的全身出血性疾病。②严重的心肺功能不全，无法耐受手术。③未控制的泌尿系统感染。④严重尿道狭窄，腔内手术无法解决。⑤严重髋关节畸形，截石位困难。

（3）操作方法：逆行输尿管插入导丝，经输尿管硬镜或者软镜镜鞘（10 ～ 13 F）扩张后，直视下放置输尿管软镜，随导丝进入肾盏并找到结石。使用激光将结石粉碎成易排出的细小碎粒。

钬激光配合 20 μm 的纤维传导光纤，是目前逆行输尿管软镜治疗肾结石的最佳选择。综合文献报道，结石清除率为 71% ～ 94%。逆行输尿管软镜治疗肾结石可以作为 ESWL 和 PCNL 的有益补充。

5. 手术治疗

常用的治疗方法以 ESWL 和腔内泌尿外科处理为主，只有少数病例行手术治疗。近年来，随着 ESWL 和腔内泌尿外科技术的发展，特别是经皮肾镜和输尿管镜碎石取石的应用，泌尿系统结石的治疗取得了突破性进展。开放手术在肾结石治疗中的运用，已经变得越来越少，但是开放手术进行肾结石取石术在某些特殊情况下仍具有极其重要的临床应用价值。

（1）适应证：①ESWL、URS 和（或）PCNL 作为肾结石治疗方式存在禁忌。②ESWL、URS、PCNL 手术治疗失败，或上述治疗方式出现并发症需要开放手术处理。③存在需要同时行开放手术处理的疾病。

（2）开放手术方式：①单纯性肾盂或经肾窦肾切开取石术，肾外型肾盂较肾内型肾盂更适宜行此手术。②肾盂肾实质联合切开取石术，多用于不能通过肾窦切开取出的多发性或铸状结石。③无萎缩性肾实质切开取石术。④放射状肾实质切开取石术。⑤肾部分切除术，对局限于一极的尤其是肾下盏的多发结石，或有肾盏颈部狭窄的多发结石与肾盏黏膜严重粘连的结石，可采用此术式。⑥肾切除术，一侧肾结石合并肾积脓或肾功能丧失而对侧肾功能正常时，可考虑行此手术。⑦肾造瘘术，适用于双肾结石并发急性梗阻引起无尿、少尿，应尽早解除肾功能较好一侧的梗阻。

6. 溶石治疗

溶石治疗通过化学方法溶解结石或结石碎片，以达到完全清除结石的目的，是一种有效的辅助治疗方式，常作为 ESWL、PCNL、输尿管镜碎石取石以及开放手术取石后的辅助治疗。特别是对于某些部分或完全鹿角形结石的患者，溶石和取石手术联合治疗是一种安全、有效、可行的治疗选择。

7.鹿角形结石的处理

肾盂结石较大，且结石已深入肾盏时，常因形状似鹿角而称鹿角形结石。

（1）单独应用 ESWL 治疗：适用于肾内型肾盂，其结石虽为鹿角形结石，但结石总的体积较小，且无大的积水的患者。治疗顺序依次为肾盂、下盏、中盏及上盏，力争将结石击碎成 2 mm 的小颗粒以利于结石的排出，减少输尿管内"石街"的形成。如治疗前在患侧放置双 J 管，也可减少输尿管内"石街"的形成。

（2）ESWL 与 PCNL 联合治疗：适用于巨大的鹿角形结石的患者。结石过大常需反复多次碎石，既增加了费用，又加重了肾组织的损伤，增加了泌尿系统梗阻的机会。因此，应先行 PCNL，配合超声、激光、气压弹道等碎石技术将肾盂内的结石尽可能取尽，2 ～ 4 d 后再行 ESWL 治疗，将剩余的结石粉碎。如发生输尿管内"石街"，用 ESWL 治疗无效时，可行输尿管镜取石。孤立肾术前应放置双 J 管，以减少输尿管内"石街"的形成。

（3）鹿角形结石的复打：由于鹿角形结石均较大，为保证患者的安全，减少肾组织及肾周组织和血管的损伤，应严格控制碎石的工作电压、冲击次数及两次治疗的间隔时间，避免肾组织的严重损伤和肾周血肿的发生。

（4）肾造瘘：肾脏鹿角形结石一般较大，经 ESWL 治疗后多半极易在输尿管内形成"石街"，多数能自行排出，少数形成泌尿系统梗阻而影响肾脏功能或出现严重的泌尿系统感染甚至全身的感染。因此，当出现输尿管内"石街"时，如无症状应积极观察，1 周后仍无变化，可先行 ESWL 治疗，由"石街"的下端开始向上治疗，绝大多数有效。在观察期间如出现梗阻、感染症状，应积极采取减压措施，在 B 超引导下行患侧经皮肾穿刺造瘘术，待结石排出后再拔管。

（5）抗感染：肾脏鹿角形结石多半合并有感染，治疗前 1 ～ 2 d 即开始应用抗生素，ESWL 治疗后再应用 3 ～ 4 d。

（6）治疗前输尿管内置管：为防止输尿管内"石街"对上泌尿系的梗阻，术前在患侧输尿管内置一双 J 管，可以达到内引流的目的。但在实际临床工作中，鹿角形结石较大，充满肾盂，双 J 管很难进入肾盂内而无法固定，常导致双 J 管脱落。

第二节　输尿管结石

一、概述

输尿管结石一般是肾结石在排出过程中，暂时受阻在输尿管的狭窄处导致的。原发输尿管结石很少见。如输尿管结石没有及时排出，可能在停留部位逐渐长大。输尿管结石通常伴有明显的症状，如肾绞痛、血尿。输尿管结石还常造成梗阻和肾积水，需要急诊治疗。

二、病因

大部分患者的输尿管结石是肾结石排出过程中停留在输尿管所致。而代谢异常、尿路梗阻、感染、存在异物、饮食习惯及药物等是患者肾脏结石形成的主要病因。

三、临床表现

（1）腰部绞痛：肾绞痛是输尿管结石的典型症状，通常在运动后或夜间突然发生一侧腰背部剧烈疼痛，常形容为"刀割样"疼痛，同时可以出现下腹部及大腿内侧疼痛、恶心呕吐、面色苍白等。患者坐卧不宁，非常痛苦。有些患者表现为腰部隐痛、胀痛。疼痛之后，有些患者可以发现随尿排出的结石。

（2）血尿：约80%患者出现血尿，其中只有一部分能够肉眼发现尿是红色的，大部分只有通过化验尿才能发现。

（3）无症状：不少患者在体检时偶然发现输尿管结石，平时没有任何症状。

（4）肾积水：结石堵塞输尿管，尿液排出不畅，会造成肾积水。有的肾积水可以没有任何症状。长期肾积水，会造成患侧肾功能受损。双侧肾积水严重者可能导致尿毒症。

（5）发热：输尿管结石也可以诱发细菌感染，导致肾积脓、高热。结石阻碍尿液的排出，使细菌不能及时排出，严重时可导致败血症，危及生命。

四、诊断

1.临床表现

同肾结石表现，输尿管膀胱壁段结石可出现尿频、尿急、尿痛。

2. 影像学检查

（1）KUB：90% 输尿管结石可在 X 线片上显影。

（2）IVP：对诊断帮助最大，能了解结石的大小、部位、肾功能损坏程度及梗阻情况，还可以了解对侧肾功能。

（3）膀胱镜检查和逆行肾盂造影：不作为常规检查，如有以下情况仍需采用。①IVP 对梗阻部位了解不清时，膀胱镜检查和逆行肾盂造影可以对梗阻部位进行了解。②可以鉴别输尿管下段结石是否已降入膀胱。③经膀胱镜剪开输尿管口或插入输尿管套石导管有可能套出下段的结石。

五、治疗

目前，治疗输尿管结石的方法有 ESWL、输尿管镜碎石取石、PCNL、腹腔镜手术、开放手术、溶石治疗和药物治疗等。绝大多数输尿管结石通过 ESWL 和输尿管镜、PCNL 治疗均可取得满意效果。腹腔镜手术是微创的，可作为开放手术的替代方法，也可用于 ESWL、输尿管镜治疗有禁忌时，如结石位于输尿管狭窄段的近端。

1. 保守疗法

输尿管结石的全身治疗同肾结石。输尿管结石采用总攻疗法效果较好，每周 2～3 次，每两周为 1 个疗程。大多长径小于 0.4 cm 的结石经总攻疗法常能自行排出。长径 0.4～0.6 cm 或个别 1.0 cm 的结石经总攻疗法治疗后有可能排出。

2. 手术治疗

在下列情况可选择手术治疗。①结石长径大于 1 cm 或表面粗糙呈多角形。②结石嵌顿时间较长，输尿管发生严重梗阻和上尿道感染。③非手术治疗无效。④输尿管镜下取石发生穿孔或狭窄。

3. ESWL

大多数输尿管结石行原位 ESWL 治疗即可获得满意的治疗效果，且并发症和副作用的发生率较低。

（1）适应证：①输尿管结石的远端无器质性梗阻。②孤立肾肾结石落入输尿管，引起无尿或少尿应急诊行 ESWL。③双侧输尿管结石同时发生梗阻引起无尿，应先对近期发作一侧的结石进行 ESWL，待结石梗阻解除、肾功能恢复后再治疗另一侧。④输尿管结石发生急性肾绞痛应用解痉药无效患者可急诊行 ESWL。⑤同侧输尿管多发结石应先治疗输尿管积水端结石，待结石粉碎后再治疗远端结石。⑥较大的结石、结石在输尿管同一部位停留时间较长、肾功能较差时，在实行 ESWL 治疗 1～2 次无效后，应及时改用其他治疗手段。⑦输尿管内"石街"形成应及时行 ESWL，促进"石街"碎石屑排出。输尿管结石伴同侧肾急性感染时，先行肾造瘘置管引流，控制感染后再行 ESWL 治疗，待结石排净后再拔管。

（2）治疗方法：工作电压为 4～9 kV。每次治疗轰击次数不超过 4500 次。两次治疗间隔时间应不少于 7 d。

（3）并发症：①血尿，通常较轻且 1～2 d 后血尿会自行消失，无须处理。②在排石过程中少数患者会出现输尿管绞痛，进行解痉镇痛后可缓解。

4. 输尿管镜碎石取石术

（1）适应证：①输尿管下段结石。②输尿管中段结石。③ ESWL 失败后的输尿管上段结石。④ ESWL 后的"石街"。⑤结石并发可疑的尿道上皮肿瘤。⑥ X 线阴性的输尿管结石。⑦停留时间长的嵌顿性结石而 ESWL 困难。

（2）禁忌证：参见本章第一节治疗之 PCNL 的禁忌证。

（3）术前准备：参见本章第一节治疗之 PCNL 的术前准备。

（4）操作方法：目前使用的输尿管镜有半硬性和软性两类。半硬性输尿管镜适用于输尿管中、下段结石的碎石取石；输尿管软镜则多适用于输尿管中、上段结石，特别是上段结石的碎石及取石。

患者取截石位，先利用输尿管镜行膀胱检查，然后在安全导丝的引导下，导入输尿管镜。输尿管口是否需要扩张，取决于输尿管镜的粗细和输尿管腔的大小。半硬性输尿管镜可以在荧光屏监视下逆行插入上尿道。输尿管软镜需要借助一个输尿管镜镜鞘或通过接头导入 1 根安全导丝，在其引导下插入输尿管。在进镜过程中，利用注射器或液体灌注泵调节灌洗液体的压力和流量，保持手术视野清晰。

对于输尿管中、上段结石或肾盂输尿管连接部结石或较大的结石碎片，为防止或减少结石落回肾盂或肾盏，可采取以下方法。尽量减小灌洗液体的压力；调整体位如头高脚低位；减少碎石的能量和频率；采用套石篮固定结石后，再行碎石；碎石从结石一侧边缘开始，尽量将结石击碎成碎末，结石与输尿管粘连的一面留至最后操作。

经输尿管镜窥见结石后，利用碎石设备（激光、气压弹道、超声等）将结石粉碎成长径 3 mm 以下的碎片。对于那些小结石以及长径 ≤ 5 mm 的结石碎片，可用套石篮或取石钳取出。

（5）术后放置双 J 管：输尿管镜下碎石术后是否放置双 J 管，目前尚存在争议。遇到下列情况，建议放置双 J 管。①较大的嵌顿性结石（长径> 1 cm）。②输尿管黏膜明显水肿或有出血。③输尿管损伤或穿孔。④伴有息肉形成。⑤伴有输尿管狭窄，有（无）同时行输尿管狭窄内切开术。⑥较大结石碎石后碎块负荷明显，需待术后排石。⑦碎石不完全或碎石失败，术后需行 ESWL 治疗。⑧伴有明显的上尿道感染。一般放置双 J 管 1～2 周，如同时行输尿管狭窄内切开术，则需放置 4～6 周。

（6）并发症及处理：并发症的发生率与所用的设备、术者的技术水平和患者本身的条件等有明显关系。目前文献报道并发症的发生率为 5%～9%，较为严重的并发症发生率为 0.6%～1%。

①近期并发症及处理。感染，应用敏感抗生素积极抗感染治疗。黏膜下损伤，放置双 J 支架管引流 1～2 周。假道，放置双 J 支架管引流 4～6 周。穿孔，为主要的急性并发症之一，小的穿孔可放置双 J 支架管引流 2～4 周，如穿孔严重，应进行手术修补等。输尿管黏膜撕脱，为最严重的急性并发症之一，应积极手术重建，如自体肾移植术、输尿管膀胱吻合术或回肠代输尿管术等。

②远期并发症及其处理。输尿管狭窄为主要的远期并发症之一。输尿管黏膜损伤、假道形成、穿孔、输尿管结石嵌顿伴息肉形成等是输尿管狭窄的主要危险因素。输尿管狭窄，行输尿管狭窄内切开术或狭窄段切除端 - 端吻合术。输尿管闭塞，行狭窄段切除端 - 端吻合术或输尿管膀胱再植术。输尿管反流，若为轻度，定期随访；若为重度，行输尿管膀胱再植术。

5. 开放手术和腹腔镜治疗

开放手术常用于 ESWL 和输尿管镜碎石取石治疗失败的情况。此外，开放手术还可应用于输尿管镜取石或 ESWL 存在禁忌证的情况。后腹腔镜下的输尿管切开取石可以作为开放手术的另一种选择。

第三节　前列腺结石

一、概述

前列腺结石分为真性前列腺结石和假性前列腺结石两种，前者是指结石位于前列腺腺泡之中，又称内源性结石；后者是指结石位于尿道前列腺部或与尿道相通的脓腔中，多为肾、输尿管及膀胱内的结石下行而嵌入尿道前列腺部，故又称外源性结石。

本病多发生于 50 岁以上的老年人，青年或儿童少见。据有关资料，在前列腺疾病的患者中，前列腺结石的发病率仅次于前列腺炎和前列腺增生症。它常与慢性前列腺炎伴生，两者之间存在着因果关系。

二、病因

前列腺结石的发病原因目前尚不完全清楚。一般认为前列腺结石的形成与尿液的反流，钙质、盐类、分泌物淤积等有关。

真性前列腺结石是由淀粉样体钙化而成。淀粉样体是由核蛋白、少量脂肪和晶状嘌呤包围脱落的上皮细胞形成，在儿童中罕见，在成人则随着年龄的增长而增多。在前列腺炎症等病理情况下，常以淀粉样体为核心，磷酸钙、磷酸镁、碳酸钙、碳酸镁或草酸钙等无机盐沉着而形成结石。此外，还可能与前列腺内尿液反流使前列腺导管内沉积结晶，前列腺增生后前列腺导管压力增加、腺管扩张，分泌物淤滞、沉积等因素有关。有关发现表明，前列腺结石多是由正常前列腺液中所含的钙盐和磷酸镁沉积而成，感染可促进某些结石的形成。

关于前列腺结石形成的具体原因，目前有以下几种观点。一种观点认为前列腺结石是围绕一个有机物核心，像滚雪球一样逐渐增大的。有机物的核心经常是血块、细菌、坏死组织或淀粉样体。尿液流经尿道时，要从前列腺管口反流到远端的前列腺管，尿中的钙盐结晶可逐层沉积于有机物核心上，形成结石。另一种观点认为结石的形成是前列腺腺泡和排泄管发生慢性炎症，使腺泡扩张，前列腺管狭窄，尿液反流后一些盐类沉积在正常前列腺腺体组织上，形成前列腺结石。还有一种观点认为，前列腺的增生使前列腺管内压力增加，腺管内分泌液淤滞，盐类成分在前列腺周围受压的皮质或外科包膜上沉积，因此形成前列腺结石。

三、临床表现

无感染的前列腺结石往往不表现症状，亦无害。但发生于慢性细菌性前列腺炎时，前列腺结石可成为细菌持续存在和尿道复发感染的原因。前列腺结石如有症状，则常由并发的前列腺增生、尿道狭窄及慢性前列腺炎所引起。与尿道狭窄及前列腺增生并存时可有排尿困难、尿线无力、尿滴沥或尿频等；与前列腺炎并存时则有腰骶部、阴囊、会阴、阴茎、耻骨、腹部和肛门部不适或疼痛，排便时肛门痛增加，尿道口有分泌物，坐于硬物上时会阴疼痛加剧；与后尿道炎及尿道感染并存时可有尿频、尿急和尿痛，有时有血尿，尤其是终末血尿。有些患者有尿道分泌物排出或排尿终末时血尿。有的患者有时自行排出小结石或在前列腺按摩时排出小结石，排出的结石易与尿道结石相混淆。

因此，在临床上有下述情况应予重视。慢性前列腺炎的症状如尿频、尿急、尿痛、排尿不尽感、尿道滴白伴腰骶部、会阴部或阴茎部疼痛，或伴有性功能障碍、射精时疼痛、血精和阴茎异常勃起者；发生感染而形成急性前列腺炎或前列腺脓肿者；出现发热、寒战、白细胞数量增多等全身症状与严重的局部症状，如前列腺压痛明显者。

四、诊断

前列腺结石患者，可不发生任何症状，往往在体检或摄片时偶然发现。常见症状为尿道刺激征，以及前列腺、会阴、直肠等处的疼痛，有时也可出现阳痿等性功能障碍。直肠指检和 X 线检查是诊断前列腺结石最可靠的检查方法。根据临床症状，结合以下检查，有助于前列腺结石的诊断。

（1）直肠指检：直肠指检能发现较大的前列腺结石。结石较大时，前列腺也增大，通过直肠指检可扪及结石或质硬的结节。如果腺体内有多枚结石，占据了腺腔大部，用手指触摸时可有结石摩擦音或捻发音。但如果结石较小或位于腺管、腺泡深部，则摸不出捻发音。前列腺结石合并前列腺炎症时，包膜增厚，指检时易误诊为癌肿，但这种结节不固定，可活动，边缘清楚，结节间的组织正常，据此可与前列腺肿瘤鉴别。

直肠指检能发现一部分前列腺结石，而有些结石难以发现，有些还应进行鉴别诊断。因此，除了直肠指检，还应在必要时做血清学检查、X 线检查，甚至经会阴或直肠穿刺活检以帮助诊断。

（2）超声检查：前列腺结石的声像图具有结石的共性，为致密强回声光点或光斑，常为多发性，少部分强回声伴有声影，通过直肠超声显像很容易发现前列腺结石。通常可有以下 4 种情况。①单个结石一般较大，B 超探查呈强回声光团，可伴有声影。②散在的小结石遍布于前列腺内，一般无声影。③环形结石围绕尿道，可形成一圈强回声环。④马蹄形结石均伴有前列腺增生，位于移行区与周边区之间，呈弧形排列，结石较大或聚集很密时可出现声影。

另外，沿尿道分布的前列腺腺管内结石在正中矢状切面上很容易看到。精阜平面的腺管内结石可产生典型的埃菲塔征，塔的底部是结石形成，塔的顶部是因彗星尾影像和声影的作用而形成。

（3）X 线检查：X 线检查对前列腺结石的诊断具有重要意义。大多数前列腺结石为阳性结石，因此，即使是无症状的前列腺结石，也能借 X 线检查明确诊断，并能显示结石数量、形态、大小和分布情况，但应与前列腺结核发生的钙化影相鉴别。一般而言，前列腺结石的 X 线表现有两种。一种是结石小而圆，大小不等，可由针尖到芝麻大小，呈团状排列，多位于中线。另一种是小圆形团块影，聚集而对称，位于中线之两侧。

前列腺结石的形态不一，大多为圆形、椭圆形或多面形，也有的呈树枝状、放射状或分层状。因此，在 X 线检查中，结石阴影可有三种。一种是弥漫影，结石极小，均匀弥散分布，占据前列腺全部腺体实质。一种是马蹄状或环状影，较多见。马蹄形者两侧为结石影，中间为尿道前方无结石区；环形者中央部为尿道，透光清晰，四周为结石环绕，故形成环形影。还有一种是单个巨大结石，可占据整个腺体，表现为巨大结石影。

从 X 线片上看，前列腺体内结石边缘不规则，似虫咬状。如合并前列腺增生或肿瘤，前列腺两侧疾病程度不等，尿道前列腺部被推向一侧，使结石影偏离中线。结石的位置一般在耻骨联合上下，中线两旁 1～3 cm 的范围内，或紧接耻骨联合下方。这些均与 X 线投照中心的倾角以及前列腺大小有关。

（4）膀胱尿道镜检查：放入尿道镜后可直接观察后尿道及前列腺管口形态，可见尿道前列腺部肿胀，有时当检查镜通过尿道前列腺部时有摩擦感。此时作直肠指检，可扪及硬结或出现噼啪声响（是大而多发结石）。小结石可凸入尿道。如直接看到结石自前列腺管口向尿道内突出或见结石阻塞尿道，可明确诊断。

（5）尿道造影：该项检查有助于对前列腺结石的诊断，也有助于对前列腺增生症和尿道梗阻的诊断。

五、鉴别诊断

1. 尿道内结石

尿道探条可触及尿道内结石，X 线和超声检查可做出鉴别。

2. 前列腺癌

单个较大的前列腺结石应与前列腺癌相鉴别。前列腺癌往往有多个大小不等的结节，前列腺固定，质地坚硬如石且常向精囊扩散，直肠指检无噼啪响声，结节间组织硬度异常。血清酸性磷酸酶、PSA、X 线检查、超声检查及前列腺穿刺活检可有助于鉴别。

3. 前列腺结核

常为年轻患者，可有典型的低热、盗汗等结核表现。前列腺结核往往波及一侧或双侧精囊、睾丸，常伴有附睾结核。

六、治疗

1.治疗原则

无明显症状的前列腺结石不需治疗。伴有慢性前列腺炎和精囊炎的患者，应针对炎症积极对症治疗。除使用抗生素治疗外，更应注意前列腺液的引流，并定期进行前列腺按摩，以疏导结石阻塞的前列腺腺管。前列腺结石合并前列腺增生者，可行前列腺手术，以解除尿道梗阻，清除结石。

2.手术治疗

一般的前列腺结石，多数以治疗慢性细菌性前列腺炎为主。对前列腺增生伴有前列腺结石者，视病情和年龄可用中西医结合治疗，也可行手术治疗。保守治疗的主要目的是为手术治疗创造条件。已感染的结石采用内科治疗一般不能治愈，只有将已感染的结石和前列腺组织行手术切除，感染才能治愈。手术治疗有下列3种方法。

（1）经尿道切除前列腺和结石：这是最常用的方法，可缓解症状，也可切除较小结石，但不能清除所有结石，故手术后复发率也较高。该方法适用于年轻患者，可避免造成性功能障碍；也被推荐用于年老体弱者，以减少对身体的损伤。近年来发展起来的 TURP 或 TUVP 也可应用于切除前列腺和结石。在做 TURP 或 TUVP 时，当遇到大的前列腺结石，切除镜常受阻于结石处，此时可将结石顶部及近结石的组织切除或割裂，然后直肠内食指协助操作将结石挤出并排入膀胱，再按膀胱内结石处理。TURP 或 TUVP 术毕，冲洗、吸出切除组织块，小块结石可随切除组织块一同吸出，大块结石则需在窥视下碎石后冲洗、吸出。

（2）耻骨上经膀胱前列腺及结石摘除术：此方法适用于大而多发结石伴前列腺增生者，但有前列腺周围炎者，手术时可能会遇到困难。

（3）经会阴全前列腺及结石切除术：这是最彻底的手术方法，适用于深部结石及多发结石、年龄大无须考虑保存性功能和能很好耐受手术者，必要时可行双侧精囊切除。此术式的缺点是易造成性功能障碍、尿失禁等，手术危险性较大，因而在手术前应慎重考虑，权衡得失。

参考文献

［1］薄学军，安钢，吴振起，等.泌尿系统疾病诊疗学［M］.成都：四川科学技术出版社，2017.

［2］崔为国，李伟，张德军.实用泌尿外科诊疗学［M］.北京：科学技术文献出版社，2017.

［3］付海柱.泌尿外科临床医学［M］.昆明：云南科技出版社，2020.

［4］葛波，高漓，吴杰英，等.泌尿外科诊疗思维与实践［M］.北京：科学技术文献出版社，2018.

［5］郭应禄，徐桂彬，董诚，等.输尿管外科学［M］.北京：北京大学医学出版社，2021.

［6］何秉勋，康厚彬，张燃，等.泌尿外科常见疾病诊断与治疗［M］.北京：科学技术文献出版社，2019.

［7］侯建全.实用泌尿外科学［M］.北京：人民卫生出版社，2019.

［8］金杰，魏强.泌尿外科学［M］.北京：人民卫生出版社，2022.

［9］李兴泽.临床外科疾病诊疗学［M］.昆明：云南科技出版社，2020.

［10］钦伦秀.外科微创手术基础与临床应用进展［M］.上海：复旦大学出版社，2017.

［11］孙国华.泌尿外科常见疾病诊治精要［M］.北京：科学技术文献出版社，2018.

［12］王磊，伊海军，高景宇，等.实用泌尿外科学［M］.北京：科学技术文献出版社，2017.

［13］王连武.外科疾病临床诊疗策略［M］.北京：科学技术文献出版社，2018.

［14］王少清，李智.泌尿系统疾病［M］.北京：人民卫生出版社，2017.

［15］许云飞，郑军华.尿路结石诊疗精要［M］.北京：人民卫生出版社，2022.

［16］杨铁军.泌尿系统肿瘤综合治疗［M］.北京：科学技术文献出版社，2017.

［17］杨熙明，贺慧颖，郑杰，等.实用泌尿生殖系统病理学［M］.北京：北京

大学医学出版社，2018.

［18］尹路，陈春球.腹部疑难手术经验集［M］.上海：同济大学出版社，2022.

［19］张骞，李学松.实用泌尿外科腹腔镜手术学［M］.北京：北京大学医学

出版社，2020.